跟师李可抄方记

◎肿瘤篇

张　涵　记录

中国健康传媒集团
中国医药科技出版社·北京

内 容 提 要

本书详细记录了李可老中医治疗的20例肿瘤病，包括每一诊病人的情况以及病人服药后的反应，而且在每一诊之后均附有李可先生当时的原方。记录力求详尽、完整、真实，便于读者学习。

图书在版编目（CIP）数据

跟师李可抄方记. 肿瘤篇/张涵记录. —北京：中国医药科技出版社，2010.5（2025. 8重印）.

ISBN 978－7－5067－4663－2

Ⅰ.①跟… Ⅱ.①张… Ⅲ.①肿瘤－方剂－汇编－中国－现代 Ⅳ.①R289.37

中国版本图书馆CIP数据核字（2010）第055976号

美术编辑 陈君杞
版式设计 郭小平

出版 **中国健康传媒集团** | 中国医药科技出版社
地址 北京市海淀区文慧园北路甲22号
邮编 100082
电话 发行：010－62227427 邮购：010－62236938
网址 www.cmstp.com
规格 710×1020mm $^{1}/_{16}$
印张 11 $^{1}/_{2}$
字数 139千字
版次 2010年5月第1版
印次 2025年8月第17次印刷
印刷 北京印刷集团有限责任公司
经销 全国各地新华书店
书号 ISBN 978－7－5067－4663－2
定价 28.00元

本社图书如存在印装质量问题请与本社联系调换

获取新书信息、投稿、为图书纠错，请扫码联系我们。

序

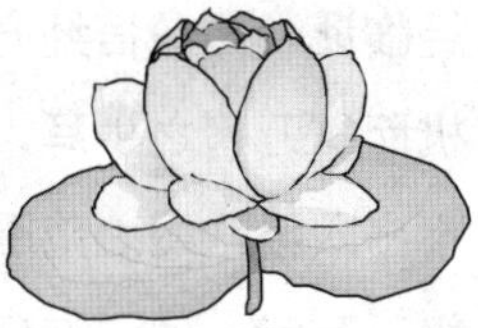

恩师救治急危重症的经验丰富，是中医界的骄傲。读恩师医案，思维其义，每读均有收获。故愿更多的人，能见到这些医案，从中得到启发。

恩师讳李可先生，唯悠怀含灵之病苦，一心赴救，以致忘我！并自创药方数十首，发前人所未发，对急危重症抢救治疗取得了很大的成就，并悉数公之于众。恩师言：“救命的方法不保密！”慈悲之心，大德高行足以让后学景仰！

医术非一人之术，而是天下人之术。前贤罗天益师从李东垣，李东垣取金相赠，曰：“此非为汝，亦非为吾，乃为天下苍生！”每念及此，感慨万千！

“愿学习医术，帮助有缘人出离疾病苦厄”，昔发此誓愿，并以此愿力，得入师门，跟师侍诊三年十月，恩师不倦谆谆教诲，言传身教，且济我日用之资。每念及此，岂敢退志。

“见闻”乃学习之第一步。恩师诊务繁忙，每日能见到恩师诊治各种重症奇症，并能随访疗效，“长者在侧，耳提面命”，这是最好的学医方法。

“思考”是学习的第二步。每一次思考恩师诊治的一些医案，就有一次收获，对理法方药都会有进一步的理解。

“行证”是第三步。把理解的道理，在自己身上验证，然后能形成自己独立的思考，从长期地体悟中不断总结经验，直至透彻解悟理法方药，辨证用药准确无误之时，然后方才施治于人。

我在学习中遇到的问题，还得到了诸多师兄师姐的解答与教导，在此深表感谢。

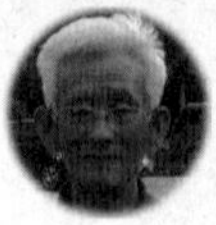

恩师教诲：读古人医案，常有“覆杯而愈”“效如桴鼓”之描述，一经临证，乃深信经方确有神奇功效。由此领悟，伤寒六经辨证之法，统病机而执万病之牛耳，则万病无所遁形。“病”可以有千种万种，但病机则不出六经八纲之范围。正是内经“知其要者，一言而终”的明训，执简驭繁，万病一理。临证之际，不必在“病名”上钻牛角，不但不考虑西医的病名，连中医的病名也无须深究。胸中不存一丝先入为主之偏见，头脑空明灵动，据四诊八纲以识主证，析证候以明病机，按病机立法、遣方、用药，如此，则虽不能尽愈诸疾，庶几见病知源，少犯错误。仲景学说是中医学的灵魂，也是破解世界性医学难题的一把金钥匙。“难症痼疾，师法仲景”是我一生的座右铭，愿与大家共勉！

虽然以我浅薄之见，不能管窥恩师之妙意，还是写出来期待斧正。愿无病者读之，以患者之前辙为戒，惜身爱命，注重养生，不经苦患。愿患病者读之，明白疾病之源，治病之理，莫蹈“得病虽轻，然无医药，及看病者，虽复遇医，授以非药，虽不应死，而便横死”之苦途。愿中医学子读之，如“长者在侧，耳提面命”，受到启发，医德医术精进，皆为上工。

我学医之初，唯知为利益众生而学医，愿以医术济有缘人脱离疾病苦厄，恩师晓以大义，知尚有“为往圣继绝学”之重任。幸遇中国医药科技出版社董旭老师等，愿为中医学之传播做贡献，恩师之学术乃传播有径，深表感谢。

古训“知未的，勿轻言，见未的，勿轻传”，然人人皆箴其口，不如抛砖引玉，故不避妄语之戒，错误之处，在所难免，敬请善知识不吝赐教指正。

张涵　2010 年 3 月 19 日

前　言

中医学是一门实践经验医学。师承传带，临证抄方，是学习中医不可或缺的重要环节。

李可先生治疗急危重症的经验，是中医界的骄傲。

本书记录了李可先生治疗的20例肿瘤病，包括每一诊病人的情况及每一诊的处方。记录力求详尽、完整、真实。

更为难得的是在每一诊之后均附有李可先生当时的原方，方便大家学习、理解、体会李可先生辨证的精妙和独到。

当然，这样做也仅仅是一种尝试和探索。

期望大家读了之后，能够有亲身跟随李可先生出诊的现场感。

目　录

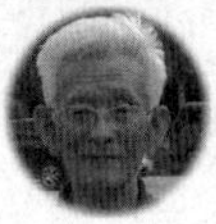

阳和散结，冰消雪融

胰腺癌术后肝转移一例

——曾被判活不过3个月，经恩师妙手，

已愈十之七八，被视为奇迹。

左某某，男62岁，湖北某国画院画师。曾做过阑尾切除、胆囊切除手术。

06年9月15日体检发现左肾肿物、胰腺肿物，当即做左肾切除术、胰腺占位切除术，术后病理检验为腺癌。

07年3月18日复查发现肝转移。右叶4处，大小不等，分别为3.8cm×0.7cm、1.0cm×0.8cm、0.5cm×0.4cm、0.7cm×0.4cm。右下肺见一小结节灶，不排除转移。西医建议做介入治疗，否则生存期不超过3个月。

07年4月2日，来灵石恩师处求诊，一诊：面色萎黄灰暗，体瘦，精神尚可，舌淡紫无苔，齿痕。畏寒甚，食生冷瓜果，立觉冷彻心脾。腰困如折，二便调，食纳不香，脉微。自觉病处无所苦，谈笑自如，把生死看得很淡。

恩师诊为：劳倦内伤，痰湿中阻，肾气大虚。

治法：固本消积。

处方：高丽参15g（另煎），漂海藻30g，炙草30g，清全蝎12只、大蜈蚣3条（研末冲服），白芥子10g（炒研），大熟地30g，五灵脂30g，麻黄5g，紫油桂10g（后5分下），鹿角霜45g，姜炭15g，生半夏75g，生南星10g，制附片45g，茯苓45g，辽细辛45g（后5分下），大贝120g，生姜45g，制附片逐日累加10g，无上限，至出现瞑眩反应时降低10g，加水3000ml，文火煮取400ml，日分3次服。连服2个月。

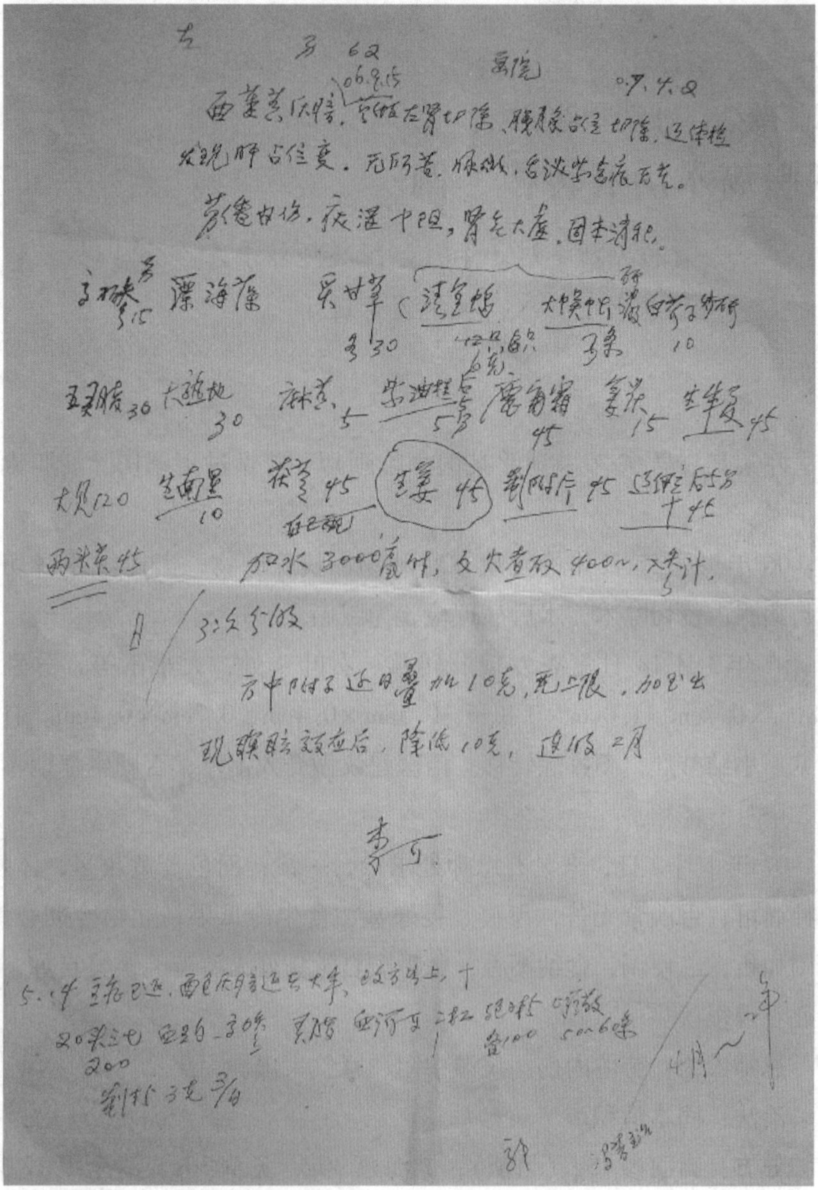

抄方心得

舌淡紫无苔乃三阴寒凝，命火不主温煦气化，脾胃中气不能和而致。在恩师论著《经验专辑》中曾详论。关于无苔舌的主病：凡舌面无苔而干，或中心剥蚀如地图，或舌红如柿，或见裂纹，各家皆主阴虚，但临床所见，不少气虚、阳虚甚至亡阳危证中，也出现这样的舌象。本案即是一则典型。当时，病情危重，遂舍舌从证，径投助阳解表、回阳破阴之辛热大剂。结果于30小时内累计用附子90g，麻黄、细辛、红参、油桂各30g，在主证解除的同时，舌上生出薄白苔，而且布满津液，裂纹亦愈合。

恩师曾言：我一生所遇此类舌证抵牾的病例，不下200例，全数按主证以相应的方药而愈。经长期观察，凡亡阳之格局已成，兼见“阴虚舌”者，一经投用四逆加人参汤，少则4个小时，多则1昼夜，干红无苔舌（其中包括部分绛舌）全数生苔、生津。气虚渐及阳虚而出现“阴虚舌”者，大剂补中益气汤加附子30g、油桂10g，3剂舌象改观。肺痨、骨蒸潮热而见“阴虚舌”，补中益气汤重用黄芪60g，加乌梅、山萸肉、生龙牡各30g，甘温除大热，补土生金，1周而潮热退，舌象亦改变。

一老妇，76岁，右半身麻木，膝以下冷，脚肿不能穿鞋，渴不思饮，漱水即唾。睡醒一觉，舌干不能转动，心悸头眩，难再入睡，脉迟细，舌干红无苔。予大剂人参真武汤，3剂后肿退，寐安，舌上生出薄白苔，津液满口。又予大剂补阳还五汤加附子30g、白芥子10g、全虫3g、蜈蚣2条，6剂后麻木亦愈。

一女青年22岁，双肺空洞型结核，骨蒸、潮热，半月不退，舌光红无苔而干，遂用丹溪翁滋阴退蒸法，药用龟鳖甲、青蒿、秦艽、芩连一小剂，子时大汗肢厥，喘不能言，便溏脉微，急投张锡纯氏来复汤合大剂参附龙牡救逆汤，半小时得以脱险，舌上生出薄白苔，且骨蒸潮热2个月未发。

一友人，45岁，舌中有5分硬币大之光红无苔区，尿热而频，令服知柏八味丸5日不效，无苔区反扩大，且干裂出血，又见齿衄，诊脉沉细，不渴，膝以下冰冷。询知近年异常发胖，又见面色发暗，断为上假热，下真寒，予四逆汤1剂，附子用30g，干姜改姜炭，煎成冷透

（因上有假热，故用热药冷服，偷渡上焦之法），于子时顿服，次日诸症均退，舌上生出薄白苔。

一女教师62岁，患“干燥综合征”8年，先用激素疗法无效。口干无津，饮水愈多，干渴愈甚，终致舌干不能转动。不仅无唾液，亦无涕泪，阴道干皱，大便干结如羊粪球，舌光红如去膜猪腰子，唇干裂，口舌疮频发。曾服省内及洛阳名医中药数百剂，大率皆养阴增液之类，或辛凉甘润，或养胃阴、存津液，历年遍用不效。诊脉沉细微弱，面色萎黄无华，四肢不温，双膝以下尤冷。遂以大剂参附汤直温命火，以蒸动下焦气化之根，令阳生阴长，附子通阳致津液，使水升火降，佐以大剂引火汤大滋真阴以抱阳，小量油桂，蜜丸吞服，引火归原，10剂后诸症均退，舌上生出薄白苔，津液满口。

以上举例，可见四诊必须合参，方不致误。

舌诊成为一套完整的学说，是在清代温病学说诞生之后，热病所伤者津液，故在温热疫症、卫气营血的辨证中有特殊的意义。但在杂病中，则又有种种异常变局，不可一概而论。舌苔的生成，乃由胃气之蒸化。胃虚则蒸化无权，舌苔便不能反映真相。而人身气化之根，在下焦肾中命门真火，此火一弱，火不生土，则胃气虚，金水不能相生，水液便不能蒸腾敷布全身，故舌干无苔。

左季云氏《伤寒类方法案汇参》四逆汤方论中有一段话，道破了阴阳气化的奥妙。其论云：“附子味辛大热，经云辛以润之，开发腠理，致津液通气也。”“附子致津液”，正是画龙点睛之笔，发前人所未发，盖气能化水也。明得此理，则对“干红无苔舌”的主病，便会了然于胸。除温热伤阴之外，则在杂病中阳虚气化不及，津液不能蒸腾上达，便是病根。真武汤能把多余的废水排出体外而治水肿，四逆汤则可以升腾津液，便不是千古奇谈了。

清末蜀中伤寒大家郑钦安氏曾治一唇焦舌黑、不渴少神之疾，断为真阳衰极，不能熏蒸津液于上。郑氏论曰：“当知阳气缩一分，肌肉即枯一分（李可按：正是阳生阴长，阳杀阴藏之临证活用），此舌黑唇焦所由来也。四逆汤力能回先天之阳，阳气一回，津液升腾，枯焦立润。”此证辨析入微，启人悟机，疑似真假之间，更是辨证关键。气化之理，全在阴阳二字。一切阴皆是静止的，古人谓之“死阴”，唯独阳才是灵动活泼，具有生命活力。阳为统帅，阴生于阳而统于阳。“阳气者，若天与日，失其所则折寿而不彰。”下焦一点命门真火发动，十二经循行不息，五脏六腑气化周行，生命欣欣向荣。此火一衰，诸病丛生；此火一灭，生命终结。先天之本肾，生命之本原，所凭者，亦此火；后天之本脾胃，气血生化之源，所凭者，此火。养生若损此火则折寿，治病若损此火则殒命。附子可以致津液，气能升水之理，不可不知。而“干红无苔舌”亦不尽属阴虚，临证当辨。

纳稍凉则寒彻心脾，表明下焦命门火弱，脾胃不能中和故食纳不香。

腰困如折，“腰者肾之府也”，此乃肾气大虚之症，患者的心态较好，淡泊生死，病则易向愈。

高年患病，虚者居多，虽有癥瘕积聚，非证实人实脉实，不可轻用攻下。恩师所创攻癌夺命汤治肿瘤，在临证中能受此剂者亦不多见。故恩师常用攻补兼施，如七补三攻等，据正邪之盛衰以立法疏方遣药。

处方为攻癌夺命汤变方合阳和汤。

附子逐日加量10g，若出现瞑眩反应，则减10g。

“药不瞑眩，厥疾弗瘳”，古人留下了宝贵的治疗经验。有一些重病痼疾服药后出现眩晕昏厥、呕吐、腹鸣转矢气、泻秽物等现象，即是瞑眩。一旦出现瞑眩现象，必有非常之效，是佳兆，乃是身体自我修复的一种特殊现象。出现了此种反应，不必害怕，不必乱动病人，但要预防护理好，避免摔伤等危险。

我随师侍诊，经常接到重症患者服药后出现瞑眩反应的电话，大多几秒钟至几分钟就恢复知觉，之后还呕吐腹泻等持续半天。

师父教导我们，大毒之药要亲尝。我在尝生附子至100g时出现过类似的反应，瞑眩反应与药量大小无关，我的师姐吕英在尝附子时出现过瞑眩反应，附子的用量仅12g。但不是只有服用附子才会出现瞑眩，瞑眩反应亦并非在治疗中只出现一次，或许一日数次，连续或间断多日出现，这种反应是可遇而不可求的，不是所有的治疗都会出现。也不必于轻症小疾亦求其瞑眩，若在治疗过程中没有任何反应，轻松步入坦途，岂非更好。

07年5月4日，二诊：主症悉退，面色灰暗退去大半，已服药30剂，制附片加至395g/剂。守方续用，另外加服固本散，以固先天肾气。

处方：二十头三七200g，高丽参、血琥珀、二杠、血河车、灵芝孢子粉各100g，止痉散50~60，制粉冲服，3g/次，日3次。

07年6月25日，CT复查（检查号132010，07年6月22日），与3月18日对照，肝部较大两处病灶已消，仅肝右叶内1.1cm×1.3cm，右叶顶0.5cm×0.5cm两处，已较前明显缩小，肺部肿物亦消。该院一些医生于3月份建议做介入，否则生存期超不过3个月，今见不足3月，已愈十之七八，视为奇迹，开始关注中医。

07年6月28日，三诊：患者已无所苦，脉沉缓，效不更方。

制附片从45g始日加10g，已增至465g/剂，守方加两头尖45g。30剂。

07年8月16日四诊：先后三诊，共服药90剂，制附片加至755g/剂，转移灶4处已消3处。所剩最大的一处由3.8cm×3.7cm已消至1.11cm×3cm，已照常工作2个月，自觉较病前更加精力充沛，体重增加5kg。除作画外，兼任两所老年大学教职，一天工作量超过8小时。

处方：

1. 制附片200g，姜炭15g，高丽参15g（研冲），五灵脂30g，大熟地30g，麻黄5g，白芥子10g（炒研），紫油桂5g（后5分），鹿角霜45g，生半夏45g，生南星15g，漂海藻60g，茯苓45g，大贝120g，两头尖45g，辽细辛45g（后5分），炙草60g，生姜45g，止痉散3~6（冲），加水3000ml，文火煮2小时，取400ml，日分3次服。30剂。

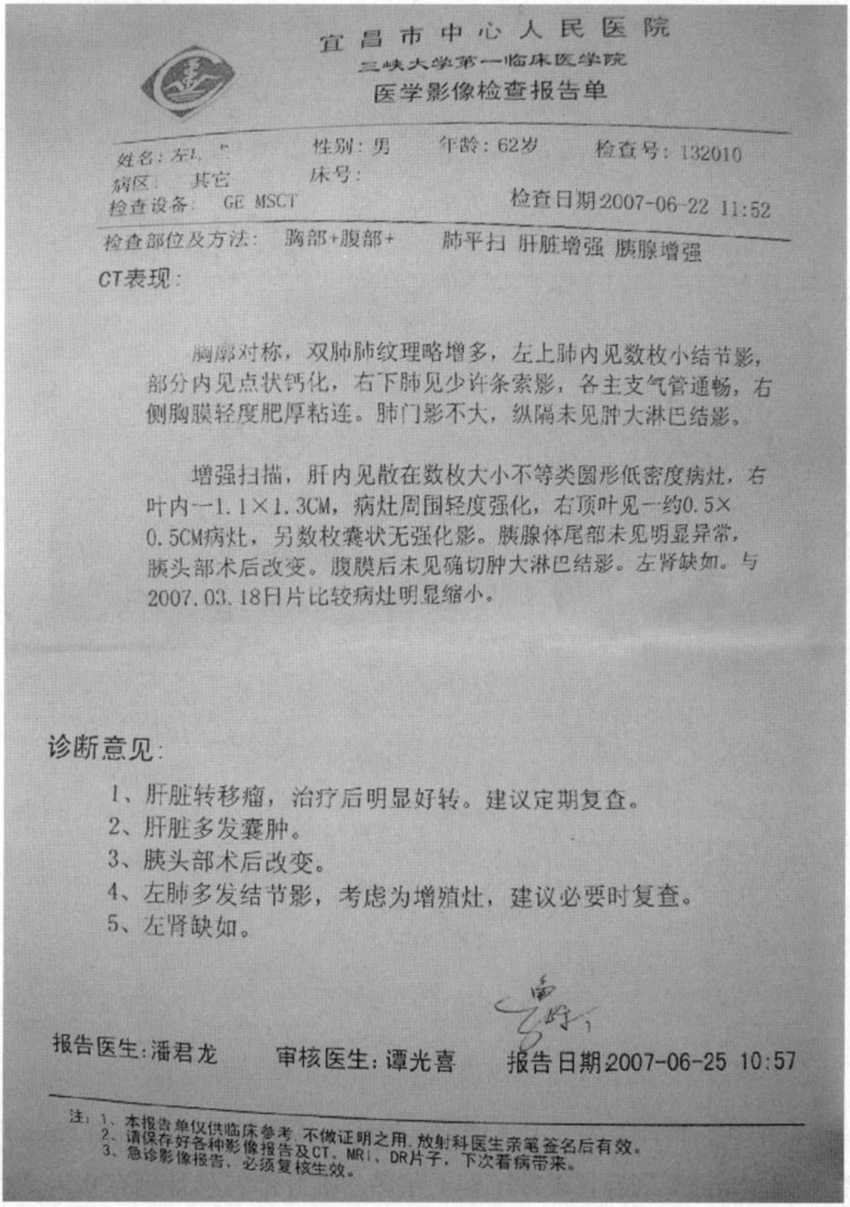

宜昌市中心人民医院
三峡大学第一临床医学院
医学影像检查报告单

姓名：左L　性别：男　年龄：62岁　检查号：132010
病区：其它　床号：
检查设备：GE MSCT　检查日期2007-06-22 11:52

检查部位及方法：胸部+腹部+　肺平扫 肝脏增强 胰腺增强

CT表现：

胸廓对称，双肺肺纹理略增多，左上肺内见数枚小结节影，部分内见点状钙化，右下肺见少许条索影，各主支气管通畅，右侧胸膜轻度肥厚粘连。肺门影不大，纵隔未见肿大淋巴结影。

增强扫描，肝内见散在数枚大小不等类圆形低密度病灶，右叶内一1.1×1.3CM，病灶周围轻度强化，右顶叶见一约0.5×0.5CM病灶，另数枚囊状无强化影。胰腺体尾部未见明显异常，胰头部术后改变。腹膜后未见确切肿大淋巴结影。左肾缺如。与2007.03.18日片比较病灶明显缩小。

诊断意见：

1、肝脏转移瘤，治疗后明显好转。建议定期复查。
2、肝脏多发囊肿。
3、胰头部术后改变。
4、左肺多发结节影，考虑为增殖灶，建议必要时复查。
5、左肾缺如。

报告医生：潘君龙　审核医生：谭光喜　报告日期2007-06-25 10:57

注：1、本报告单仅供临床参考，不做证明之用，放射科医生亲笔签名后有效。
2、请保存好各种影像报告及CT、MRI、DR片子，下次看病带来。
3、急诊影像报告，必须复核生效。

2. 二十头三七200g，高丽参、血琥珀、二杠、血河车、灵芝孢子粉各100g，川尖贝100g，五灵脂100g，两头尖100g，止痉散60～100，制粉冲服，3g/次，3次/日。

08年3月31日五诊：CT显示肝病灶较前缩小。

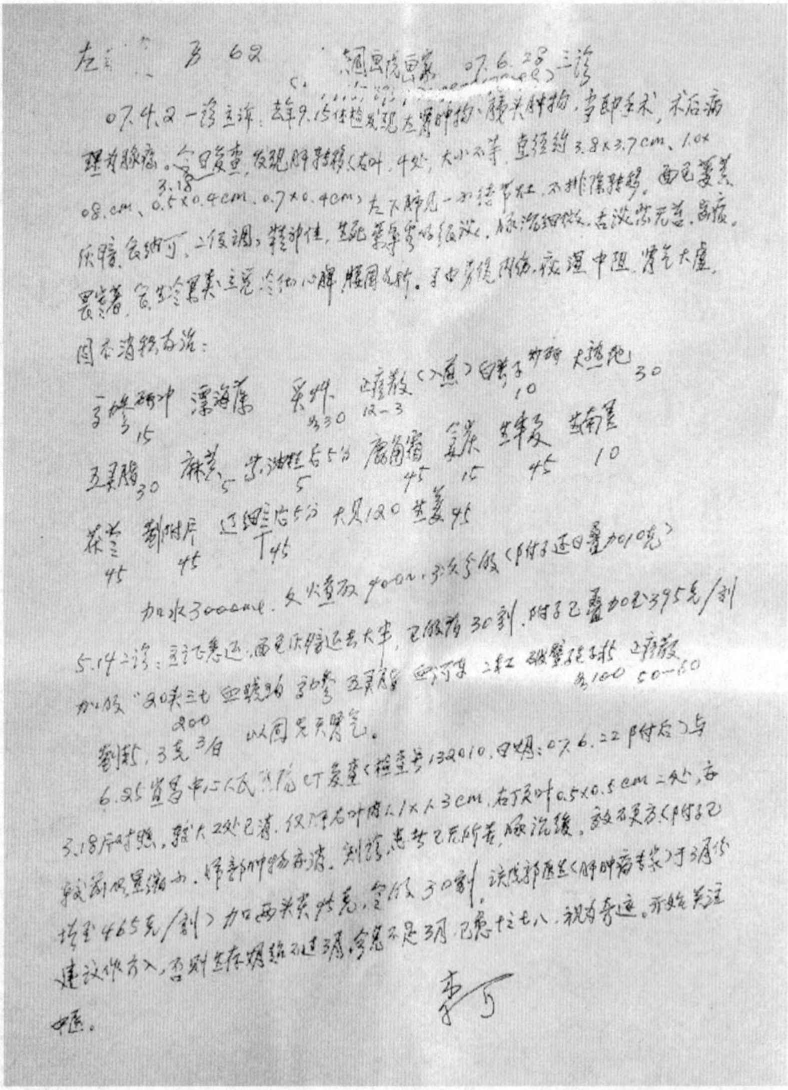
左[illegible] 男 62 [illegible] 07.6.28 三诊

07.4.2 一诊主诉：去年9.15体检发现左肾肿物、[illegible]肿物，当即手术，术后病理为肾癌。今日复查（3.18），发现肺转移（右叶，4处，大小不等，直径约3.8×3.7cm、1.0×0.8cm、0.5×0.4cm、0.7×0.4cm），左下肺见一小结节灶，不排除转移。面色萎黄[illegible]，食纳可，二便调，精神佳，[illegible]。脉沉细微，舌淡紫无苔，齿痕。[illegible]

固本消积为治：

[illegible] 漂海藻 [illegible] 30 [illegible] 12-3 [illegible] 10 [illegible] 30

[illegible] 15

[illegible] 30 [illegible] 5 [illegible] 5 [illegible] 45 [illegible] 15 [illegible] 45 [illegible] 10

[illegible] 45 [illegible] 45 [illegible] 45 大贝120 [illegible] 45

加水3000ml，文火煮取400ml，[illegible]（附子逐日叠加10克）

[illegible] 附子已叠加至395克/剂

5.14 二诊：[illegible] 已服药30剂。[illegible]

加服 [illegible] 100 50-60 200

[illegible] 3克 3/日 [illegible]。

6.25 [illegible] CT复查（检查号132010，日期：07.6.22 [illegible]）与3.18片对照，较大2处已消，仅[illegible] 1×1.3cm，右顶叶0.5×0.5cm 二处，[illegible]。[illegible]（附子已增至465克/剂）加[illegible]，[illegible] 30剂。[illegible] 视为奇迹。[illegible]

李可

食纳佳，精神饱满，上下楼跑步锻炼，体重较前又增，由55kg 斤增至68kg，已无病容，正常工作1年多，唯肝部转移灶仍有0.9cm以下之残留，仍以扶正消积为治。

08年5月28日六诊：周身出现红疹，痒，此属病邪出表之佳兆，守方。

08年7月3日七诊：守前方。

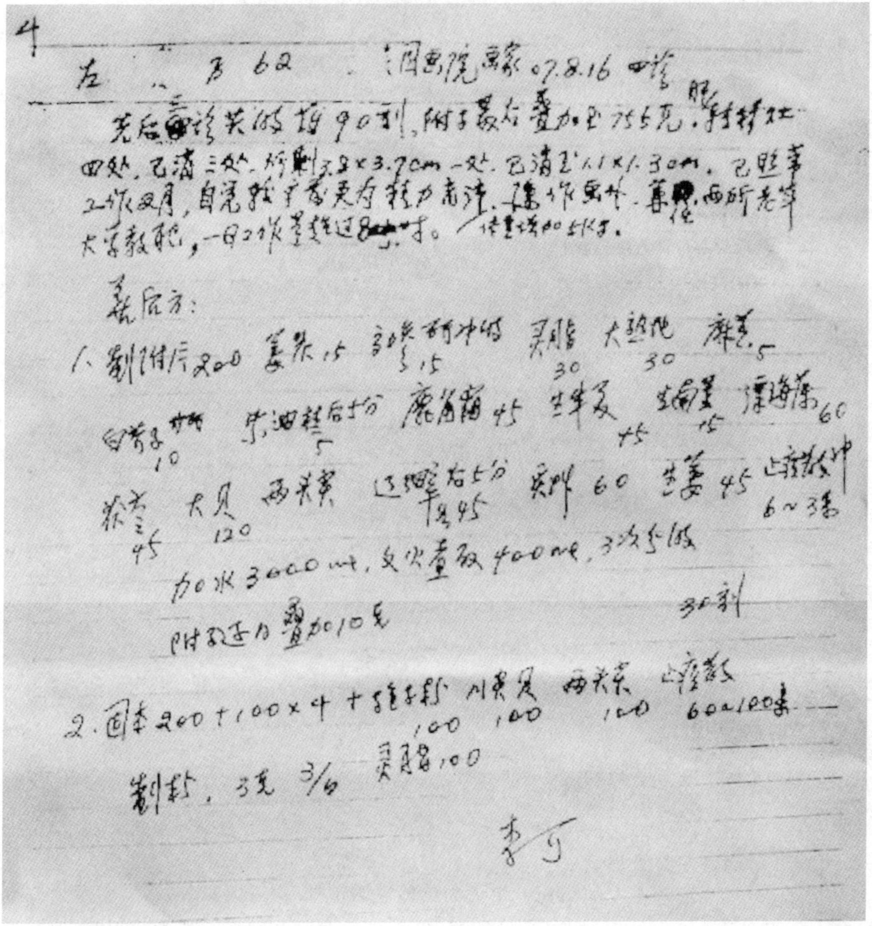

09年8月24日电话随访，已痊愈，此后经常保持电话联系，状况一直较好。

抄方心得

似此种一身患四种癌症，又康复如此之速者，实不多见。患者曾跟我说，“我身上缺少好几个零件”，其性情之开朗可见一斑，他还经常开导其他病友，并推荐求医问药。恩师言：“癌症患者大多是被吓死的，还有就是被误治。”此成功案例与心性豁达，淡泊生死不无关系。特志之以为患者之典范！

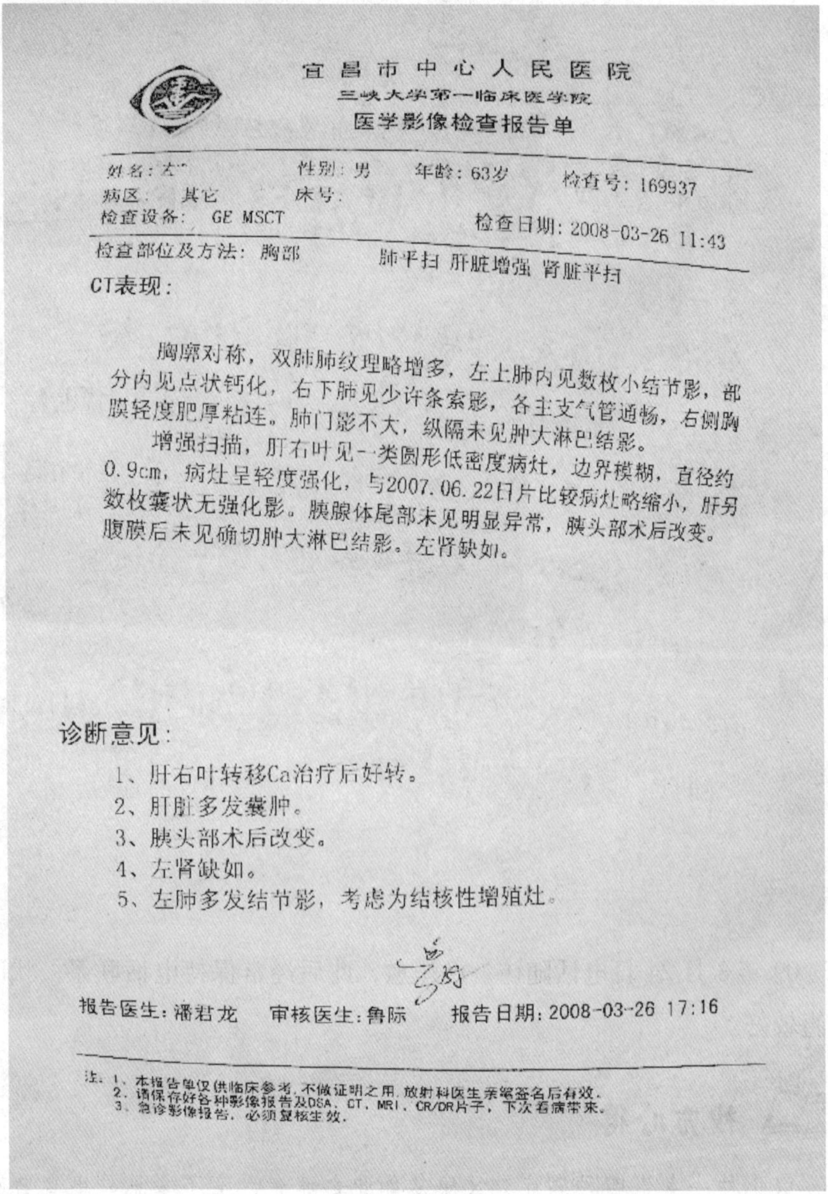

宜昌市中心人民医院

三峡大学第一临床医学院

医学影像检查报告单

姓名：太　　性别：男　　年龄：63岁　　检查号：169937

病区：其它　　床号：

检查设备：GE MSCT　　检查日期：2008-03-26 11:43

检查部位及方法：胸部　　肺平扫 肝脏增强 肾脏平扫

CT表现：

胸廓对称，双肺肺纹理略增多，左上肺内见数枚小结节影，部分内见点状钙化，右下肺见少许条索影，各主支气管通畅，右侧胸膜轻度肥厚粘连。肺门影不大，纵隔未见肿大淋巴结影。

增强扫描，肝右叶见一类圆形低密度病灶，边界模糊，直径约0.9cm，病灶呈轻度强化，与2007.06.22日片比较病灶略缩小，肝另数枚囊状无强化影。胰腺体尾部未见明显异常，胰头部术后改变。腹膜后未见确切肿大淋巴结影。左肾缺如。

诊断意见：

1、肝右叶转移Ca治疗后好转。

2、肝脏多发囊肿。

3、胰头部术后改变。

4、左肾缺如。

5、左肺多发结节影，考虑为结核性增殖灶。

报告医生：潘君龙　　审核医生：鲁际　　报告日期：2008-03-26 17:16

注：1、本报告单仅供临床参考，不做证明之用，放射科医生亲笔签名后有效。
2、请保存好各种影像报告及DSA、CT、MRI、CR/DR片子，下次看病带来。
3、急诊影像报告，必须复核生效。

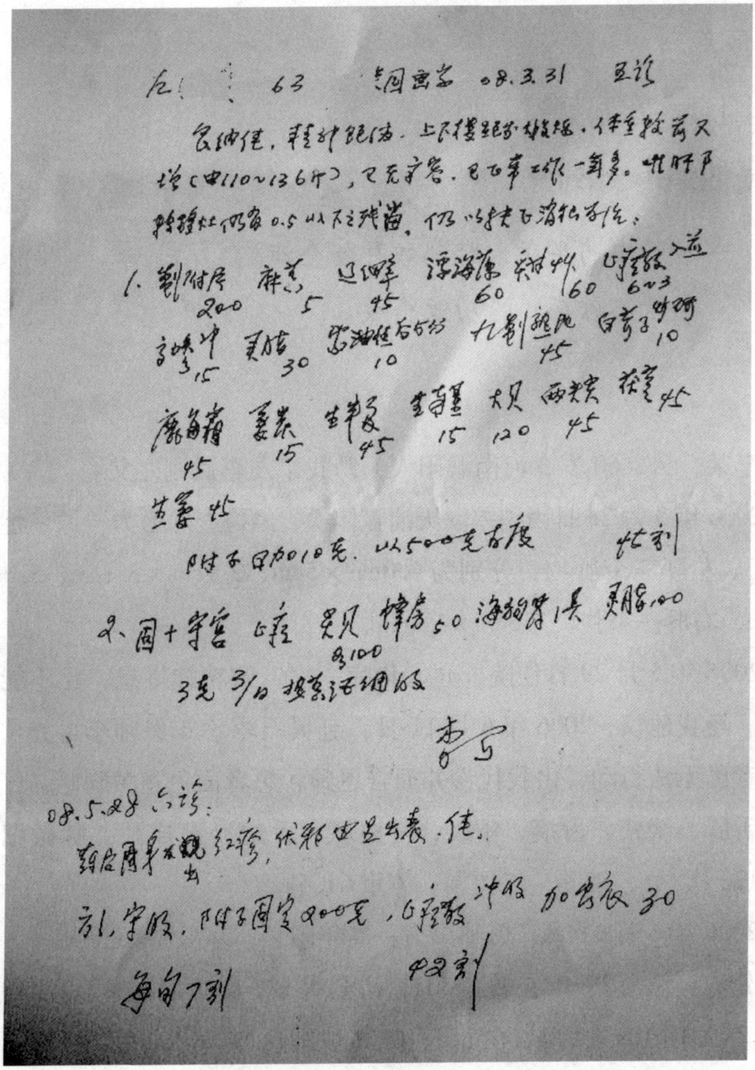

2009 年 12 月 22 日，张涵记录并整理

高年阳衰，寒湿凝聚三阴

肝癌晚期一例

——服中药半年，肝部四肿物全消。

情志作祟，惜功败垂成。

李某，男，60 岁，河南濮阳人，乃我挚友李武刚之父。

2006 年 5 月 28 日因纳差、厌油腻体检，经检查确诊为“原发性肝癌晚期”。左肝三个肿物，分别为 6.0cm × 5cm、2.9cm × 3.1cm、5.0cm × 2.6cm，右肝一个肿块 7.5cm ×4.1cm。

2006 年 5 月 29 日住院，介入化疗一次，致精神倦怠，已不能自由活动。经我建议，2006 年 6 月 11 日，赴灵石求诊于恩师李可先生。由于患者已无法行动，由我代诊并面告恩师，患者面色苍黄晦暗，气短神疲。舌胖、淡紫、齿痕、中裂，苔白腻，舌边瘀斑成片。脉微细而数疾，120 次/分，纳差，二便调，体重 61.5kg。

2006 年 6 月 11 日，恩师诊为：高年阳衰，寒湿凝聚三阴。

处方：漂海藻 30g，甘草 30g，清全蝎 12 只，大蜈蚣 12 条，制附片 45g，紫油桂 10g（后），白芥子 10g（炒研），麻黄 5g，大熟地 90g，鹿角霜 45g，姜炭 5g，鸡矢滕 60g，高丽参 15g（研冲），五灵脂 15g，加水 3000ml，文火煮取 500ml，日分 3 次服。10 剂。

抄方心得

面色苍黄晦暗。晦暗：是正虚邪盛。中气足则气血能温煦周身，上荣于面，中气虚则气短神疲，气血不荣于面，故面色不华。但单纯的正气虚不会有晦暗之色，病邪盛方有晦暗之气色。苍青晦暗之色偏现属

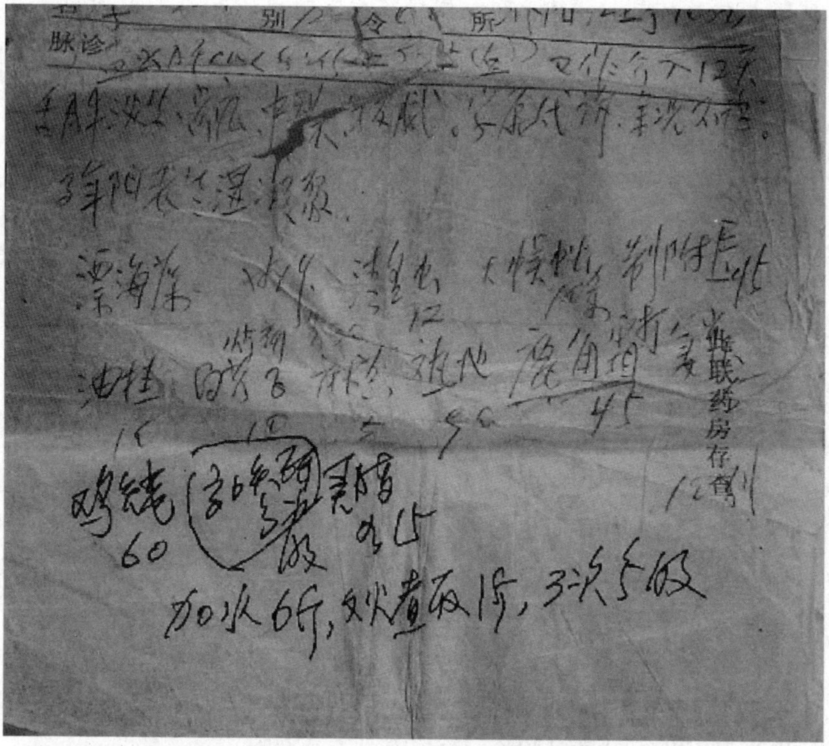

木，是肝之色外现，黄属脾，肝病及脾，故食纳差。

舌胖、淡紫、齿痕，舌边瘀斑成片乃寒湿阻滞、气血有瘀之舌象，舌两侧有瘀斑成片候肝，舌中裂、苔白腻，可候知脾胃因中气虚寒而不运，故纳差。

脉微细而数疾，每分钟120次。脉诊可候正气与邪气。脉微细可候知正气不足，脉数疾可候知正虚欲脱。脉数一般主热，亦主正虚。什么情况下是热，什么情况下候虚呢？当发热症状明显，面色缘缘正赤，脉洪滑有力可断为大热。若元气虚极欲脱时之数疾，必脉无力或无胃气，此时不可断为热，反而元气愈虚，脉动愈数疾。

此例患者手术前是自己走着去医院的，介入化疗之后，便卧床不能行动，可见化疗对正气的损伤是非常大的。

寒湿之邪气致病，缘于阳虚。体内阳气是正气、温煦之气，阳气不足则中气运旋变慢，气血周流变慢，邪从内生而致寒湿凝聚于三阴，阴邪凝聚成有形之病——肝之积，例属阴疽。阳虚的原因，一则生理的原因，年龄大者多畏寒；二则是生活多近寒凉；三则是情绪少阳多阴。愉悦的情绪属阳，消极悲愁的情绪属阴。此例患者因妻子偏瘫9年，情志抑郁可想而知，亦是阳虚之一因。

中医治病的宗旨是“和”。方法不外两种：一是扶正以祛邪，二是祛邪以扶正。正气虚则百病丛生，正复邪自去。若正气尚足，局部邪势鸱张，或急则治标之时，则祛邪为主，邪去正自复。但此例患者正气将竭，扶正为主，兼以祛邪。

阳和汤乃清王洪绪所创，能宣化寒凝而通经络，补养精血而扶阳气。加附子用45g，补命门之火，大蜈蚣、清全蝎、海藻、甘草乃攻癌夺命汤变方，海藻甘草同用相激相荡，消磨肿物，高丽参与五灵脂同用乃恩师所创三畏汤中的一对畏药，鸡矢藤能主蛊毒，逐邪恶气，杀鬼温疟，辟不祥。

服至第3剂，因吃油腻食物呕吐，恩师电话处方：

生半夏130g，生姜130g，姜汁10ml，一剂呕止。

抄方心得

服中药时应守禁忌，脾胃虚弱之证更不可进食不易消化之荤腥油腻。恩师处以小半夏汤，治胃逆呕吐效如桴鼓。

上方服10剂后，精神转好，舌边瘀斑变淡。

守方又服10剂，食纳转好，仍不香。

2006年6月23日，二诊：病人仍不能前来就诊。CT检查，肿物未增大。脉微细，100次/分。

抄方心得

此正气渐复，脉象由急略转缓。

二诊守前方，制附片增量至90g。

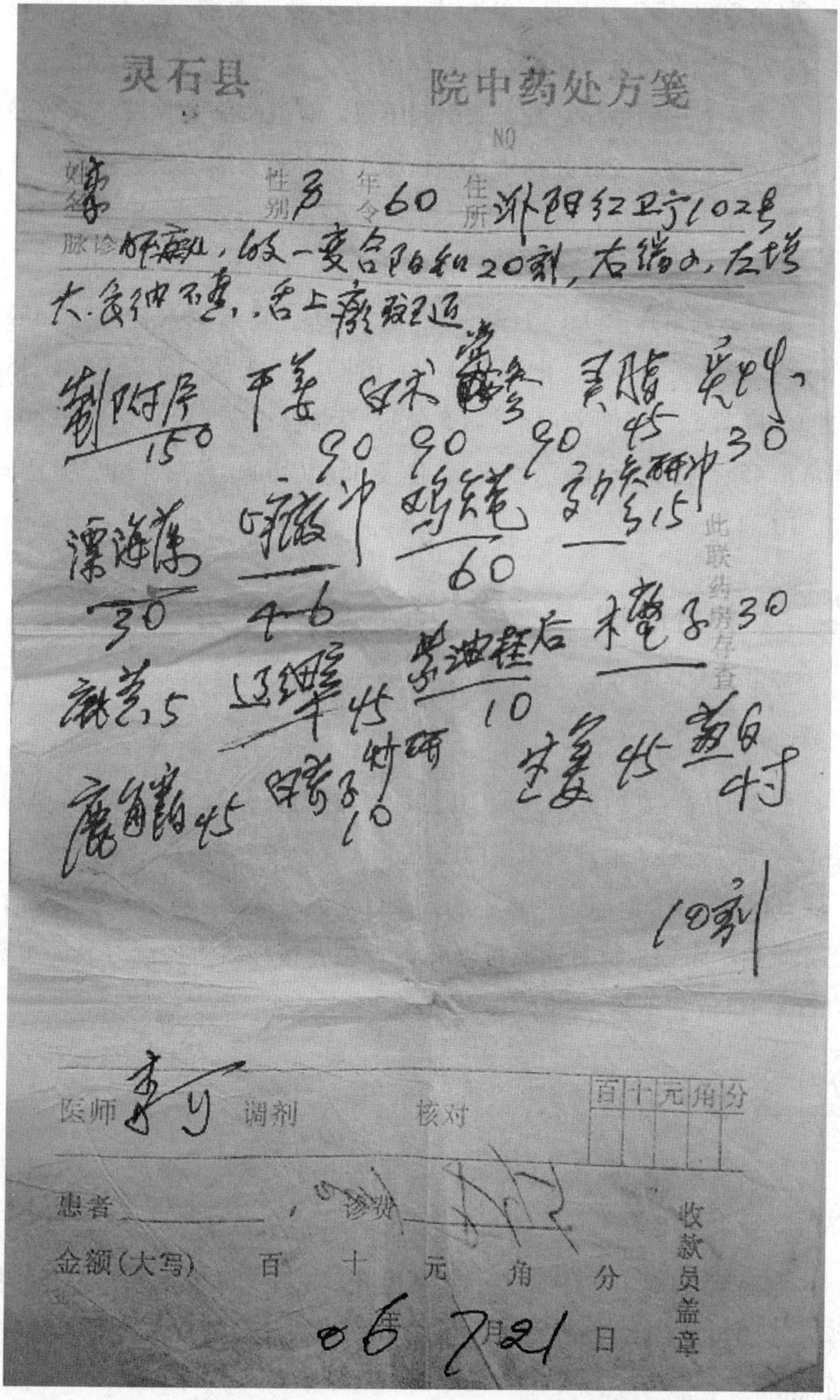

灵石县 院中药处方笺

NO

姓名 [illegible] 性别 男 年令 60 住所 汾阳红卫街102号

脉诊 [illegible]

制附片 150 干姜 90 白术 90 [illegible] 90 [illegible] 45 [illegible] 30

漂海藻 30 [illegible] 46 [illegible] 60 [illegible] 15

[illegible] 5 [illegible] 45 [illegible] 10 [illegible] 30

[illegible] 45 [illegible] 10 生姜 45 [illegible]

10剂

此联药房存查

医师 [illegible] 调剂 核对 百 十 元 角 分

患者 诊费

金额(大写) 百 十 元 角 分 收款员盖章

06 年 7 月 21 日

服至2006年7月5日，B超查见，右肝肿物略缩小，左肝肿物略增大。此时患者体重增加了2kg。

其家人对中药治疗是否有效引起争议。有说右肝肿物做介入较好，缩小乃介入之效，左肝肿物未介入，增大乃中药无效云云。经我力争，决定暂时用中药治疗，以观后效。

2006年7月21日，三诊：因路途远怕颠簸而未前来就诊。

处方：制附片150g，干姜90g，白术90g，党参90g，五灵脂45g，漂海藻30g，炙草30g，止痉散4～6（冲），鸡矢滕60g，高丽参15g（冲），麻黄5g，辽细辛45g（后5分），紫油桂10g（后）木鳖子30g，鹿角霜45g，白芥子10g（炒研），生姜45g（切），葱白4寸，煮法同前。10剂。

抄方心得

方中加入干姜90g，白术90g，党参90g，此“见肝之病当先实脾”之意。

服3剂后，食纳大增，服10剂后，可随意行动，已无病容，服药信心大增，之后2个月内未作西医检查。

2006年8月30日，四诊：病人亲自来灵石就诊，虽坐车9个小时，仍未觉累。守方，制附片加量至200g。患者精神体力持续好转，可骑自行车10km而不累。

抄方心得

服后身觉痒，渐痒甚，挠后起红斑疹。恩师言此属病邪出表，排病反应，嘱不可治痒。

服药至2006年9月13日，B超检查，左肝无异常发现，右肝肿物缩小至3.0cm×2.5cm，2.4cm×2.1cm。家属不信，又经CT检查，亦然。

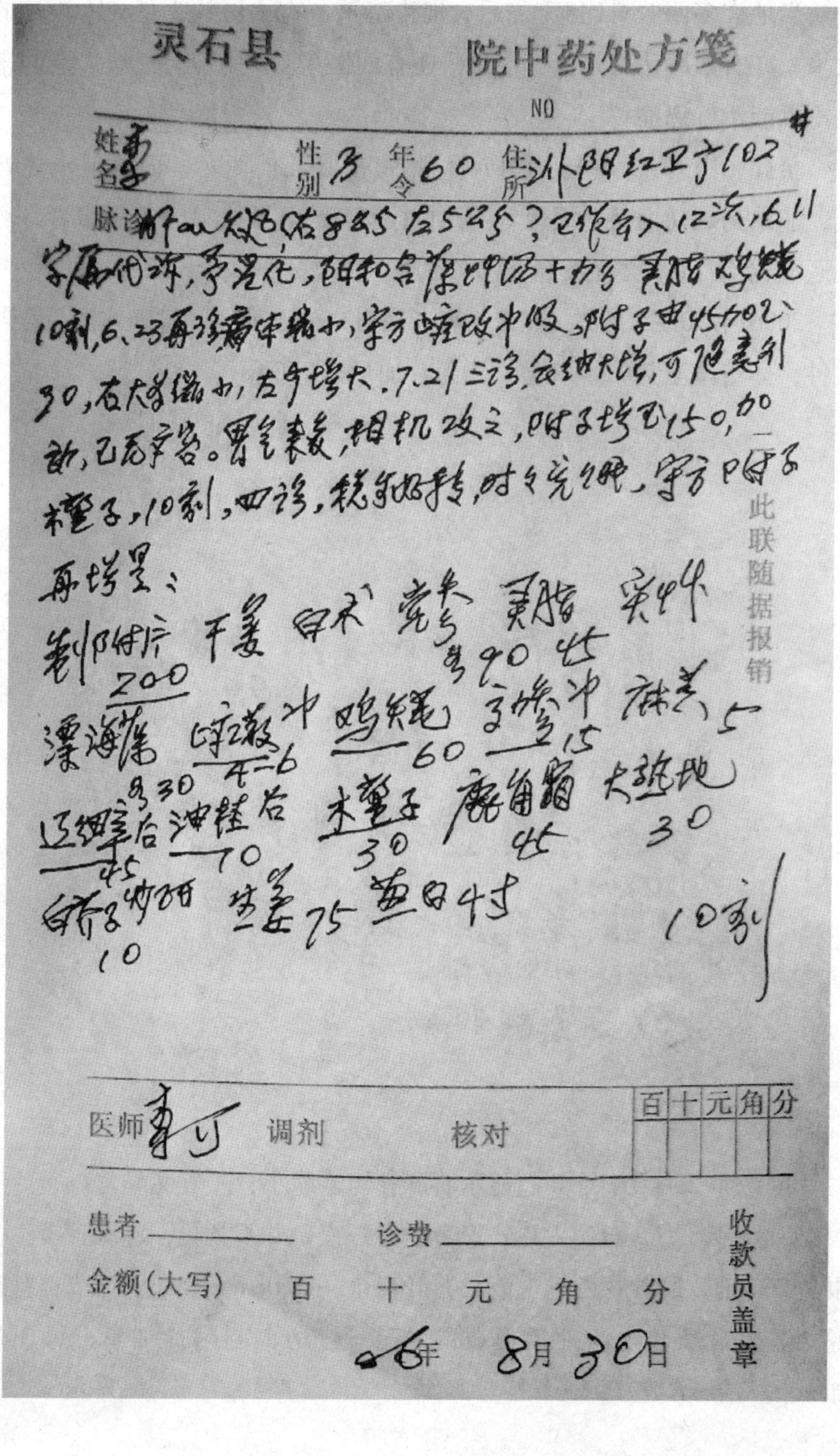
灵石县
院中药处方笺
NO
姓名
性别
年令 60
住所
脉诊
一联 此联随据报销
医师
调剂
核对
百 十 元 角 分
患者
诊费
金额(大写) 百 十 元 角 分
收款员盖章
年 8月 30日

当地许多西医对比 CT 之后，视为奇迹。有西医认为是介入治疗的效果，亦有西医认为是当初误诊，还有西医说："用中药把病人泡起来也不可能治好癌症。"

至此，患者共服中药 101 剂，其间未服任何西药，而病退十之八九，非中药之功而何！而患者的几位同城病友，发病晚于本例患者，经西医放化治疗，最长存活未及 3 个月。

2006 年 10 月 18 日，五诊：患者亲自来灵石面谢。身轻体健，声若洪钟，体重增至 70kg。守方，制附片加量至 250g。

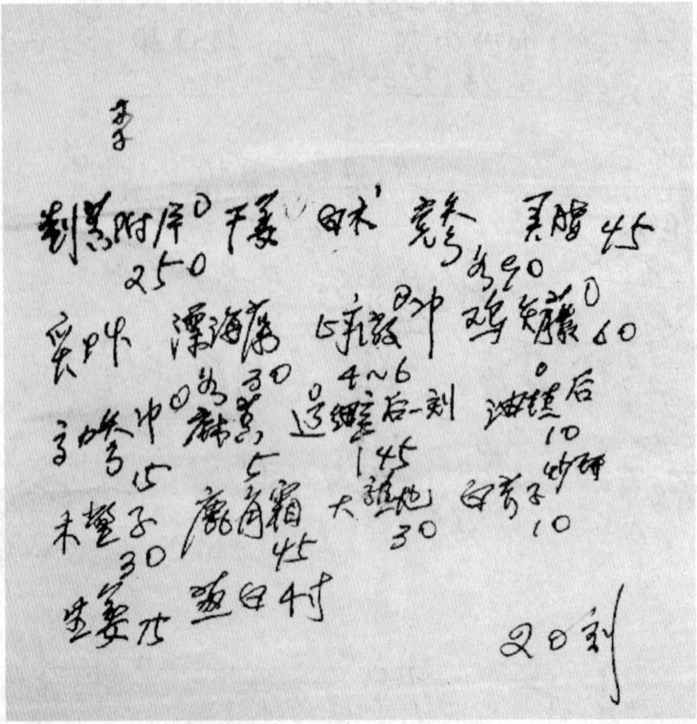

2007 年 2 月 3 日，B 超显示右肝肿物略缩小，左肝无异常。

2007 年 5 月 2 日，六诊：患者坐车一夜，并不觉累，脉沉且缓。已服药 260 剂，肝肿物已近全消，右肝仅余一 2.0cm×1.3cm 结节，有影像科医生言属介入治疗后形成的结节。守方，制附片加量，每 3 日加 10g。

抄方心得

此例患者长期情绪消沉，因其妻中风卧病10年，神志模糊，谵言妄语，致心情长期抑郁。情志，是否为患病之因，是一种思考，我个人认为情志为病是主要原因。在治疗过程中，一直对患者隐瞒病情，心理压力还少些，我想这也是病情好转的一个重要原因。更重要的是其子李武刚亲自煎药，精心照料，竭尽孝道。挚友武刚夫妇在其母（1997年）中风后，一直悉心照顾，鼓励老人锻炼，陪同老人散步、谈心。病久的老人性格如同孩子，要哄着、顺着，有时病情反复，哭闹不分昼夜，其辛苦难以尽述。武刚嫂子之贤惠可谓稀少，我常说刘慧芳比之不如也。

常言床前无百日孝子，可武刚哥夫妇侍母十年如一日，能睡安稳者少，40岁不到，几乎头发全白。伯父性情雅致，工于书画，遇家有此病人，心情可想而知，此其重要病因。2006年查出患肝癌，武刚兄一时受打击很大，一边照顾母亲，一边求医问药，后幸遇恩师李可大德，允为治疗。中药皆是武刚兄亲自精心煎煮，细致到煎煮时间、药汁分量丝毫不差，为防中药过夜不新鲜，每早4点起来泡煮，早晚必问安，中午下班必回家照顾父母。孝通神明，是老人家疾病稳步向愈之重要原因。虽说床前尽孝是人之常情，但如此尽心尽力去行孝，做到武刚兄者，实不多见。交友如此，足矣。随着病情好转，原本分开调养的两位老人又回到一起居住，病情又有了新的变化。

2007年8月12日，七诊：7月上旬出现沥青样黑便10日，吐血一口，气陷血脱，休克一次，现已恢复。又查出胃贲门恶变6cm，溃疡4cm，现吐白痰，食入胀加，耳鸣如潮。时我在山西随恩师学习，转述病情，恩师为处方。

处方：制附片100g，炮姜炭90g，高丽参15g（冲），五灵脂30g，炙草30g，漂海藻30g，木鳖子30g，大贝120g，两头尖45g，止痉散6~3（冲），大熟地30g，麻黄5g，白芥子10g（炒研），鹿角霜45g，辽细辛45g，紫油桂10g，生半夏45g，鸡矢滕60g，生姜45g。

2007年9月5日，吐血一口，走去医院治疗，打针止内出血，出现晕针昏厥，苏醒后呕吐不止，致胃大量出血，抢救无效死亡。

服中药半年，肝部肿物全消，允为奇迹，然境遇未得以改善，似此种功败垂成的例子很多，值得深思。

2008年1月20日，张涵记录并整理

降之不通，提之可也

宫颈癌晚期肺转移并发急性肾衰一例

——小便不通，多方施治。

蒋某某，女，67岁，山西太原人。

07年8月30日，一诊：姐弟二人为母代诉：

患宫颈癌晚期，肺转移，胸肺水肿，并发急性肾衰。肿物增大压迫右肾及双侧输尿管，输尿管重度扩张，腹腔盆腔积液，重度贫血。无汗，食纳尚可，崩漏频发。无尿，住院血液透析已十多次。

抄方心得

听闻此种病症，心中恻然，此症几无生的希望，小便癃闭点滴不通，属急危症，且因肿物压迫所致，若无现代医学透析方法，恐早已不在人世。我曾问过病人家属，肿物压迫输尿管，但肾的功能尚好之时，为何不造瘘排尿？言主治的大夫说，这么重的病没有手术的意义，况透析后肾已没有正常的功能了，故放弃了积极治疗。他们也找了几位中医咨询，但没人肯接手治疗，最后被推荐至恩师处，望着病人家属哀求的目光，恩师于心不忍，但他老人家亦言，不过听天命而尽人事而已。病人家属非常感激，因为他们为尽孝道而四处求医，今天终于有了一丝的希望。我想在他们最无助的时候，有人肯伸出援助之手，即使不能改变现实，也会觉得温暖。

虽然没有见到病人，但恩师仍据主诉诊断为：阳衰于下，玄府闭于上。

处方：麻黄45g（另），制附片100g，辽细辛45g，高丽参30g（另），姜炭90g，生山萸肉120g，三石各30g（煅），炙草120g，桂枝45g，白术

90g，茯苓45g，猪苓30g，泽泻45g，油桂30g（后5分下），生姜45g，葱白1尺，麝香0.3g（冲服），3剂。文火煮2小时，日分3服。

抄方心得

年事益高，阳气日衰，是正常的生理，如此重症，下焦阳气衰弱可知。阳气衰于下，则阴寒凝聚而成有形之癥瘕。

因主诉无汗，腠理闭塞，故曰玄府闭于上。肺为水之上源，在气化不利、小便癃闭时，用“提壶揭盖”之法，宣肺发表则玄府开而小便利。

在恩师的《经验专辑》中，有治疗小便闭的病例，论述甚详：“盖癃闭一证，病在三焦气化。肺居上焦，为五脏之盖，为水之上源。肺气宣降，则水道通调，下输膀胱而出。若因寒热外邪犯此娇脏，则肺气失其宣降之常，水道不通，下窍膀胱即闭。此类证候，当以麻、杏、紫菀、桔梗辈开宣肺气，得汗则上焦之闭开，肺气下行，水道通调，下窍亦通而病愈。试观瓷茶壶盖，旁皆有一小孔，若灌满水而堵住此孔，则水不能倒出，开此孔，揭此盖，则水流如注，此与中医宣上窍以通下闭同理。古人以形象的比喻，名之曰‘提壶揭盖’。中医医理，多从事理、哲理中悟出，其中奥妙，绝非化验、透视所能测知，此即上焦气化之理。”

脾胃居于中焦，为升降枢机。胃气不降，诸经之气皆不得降，脾气不升，诸经之气皆不得升。若因劳倦伤脾，寒凉败胃，使中焦升降出入之机能乖乱，则清阳之气不能敷布，后天之精微无所归藏，饮食水谷精微不能摄入，废浊之物不能排出，则诸证丛生，甚则大小便亦不能排出，正如《内经》所述：“中气不足，溲便为之变”，此即中焦气化之要。肾居下焦，为先天之本，为气化之根，内寄命门之火，此火一衰，膀胱寒水便成冰结，欲出而不能矣。故治三焦气化乖常诸疾，必以肉桂辛热善动之品，直入命门而补其火，火旺则阴凝解而气化得以蒸腾。

方中麻黄即是宣肺提壶揭盖之用，用至45g，另包单煮，煎一分钟许，去上沫，分次对入药汁中，得畅汗减麻黄。油桂用30g，直补下焦命门之火。高丽参大补元气，炙草补中气以运中焦。

虽然西医诊断患者已肾功能衰竭，但仍要用中医的方法辨证。

生山萸肉与三石、高丽参、制附片成破格救心汤，此治局部而不忘整体，各种危重症均可用之以挽垂绝之阳。

麻附细发表逐里饮邪，辽细辛辛窜非常，能通十二经，降逐寒冲，葱白能通阳气，交通上下之阳，麝香芳香辟浊，通窍，姜炭能止崩漏下血。

07年9月4日，二诊：病人前来面诊。

前方服1剂得汗，不畅，有小便意仍无小便，大便日6次，肿胀消，腹水减，咳痰带血，呕，勉强可进食，崩漏出血亦止。恩师诊为：太阳未开，少阴无力蒸动。

处方：麻黄65g（另），制附片200g，辽细辛45g（后），虫衣70g，高丽参30g（另），姜炭90g，生山萸肉120g，炙草120g，白术90g，茯苓45g，猪苓45g，泽泻45g，油桂30g（后5分下），生姜120g，葱白1尺，麝香1g（每次0.3g填入脐中），煮服法同前。3剂。药后强灸神阙穴。

抄方心得

大便次数多，稀，转矢气多，此为多数服温阳重剂者较常出现之反应，腹中水气亦能由此途径排出，故肿胀消、腹水减，但有时属肝木疏泄失常而不能收，不可一概以排病论。

此病寒邪极重，不但下焦凝聚冰结成有形癥瘕，中焦亦不能运，上焦肺亦有冰结——转移灶，故虽麻黄用量至重，而太阳未开，仅有小汗。然太阳与少阴为表里，少阴阳虚命门火衰，若釜底无火，则无力蒸动气化，太阳亦不能开，虽方中附子用量至200g，油桂用30g，仍不能速化寒冰。

彭子益论，功能性气化病治之尚易，形质病治之非易。此患者气化失常日久，形成形质之病，故非“提壶揭盖”不准确，只是不能有速效。

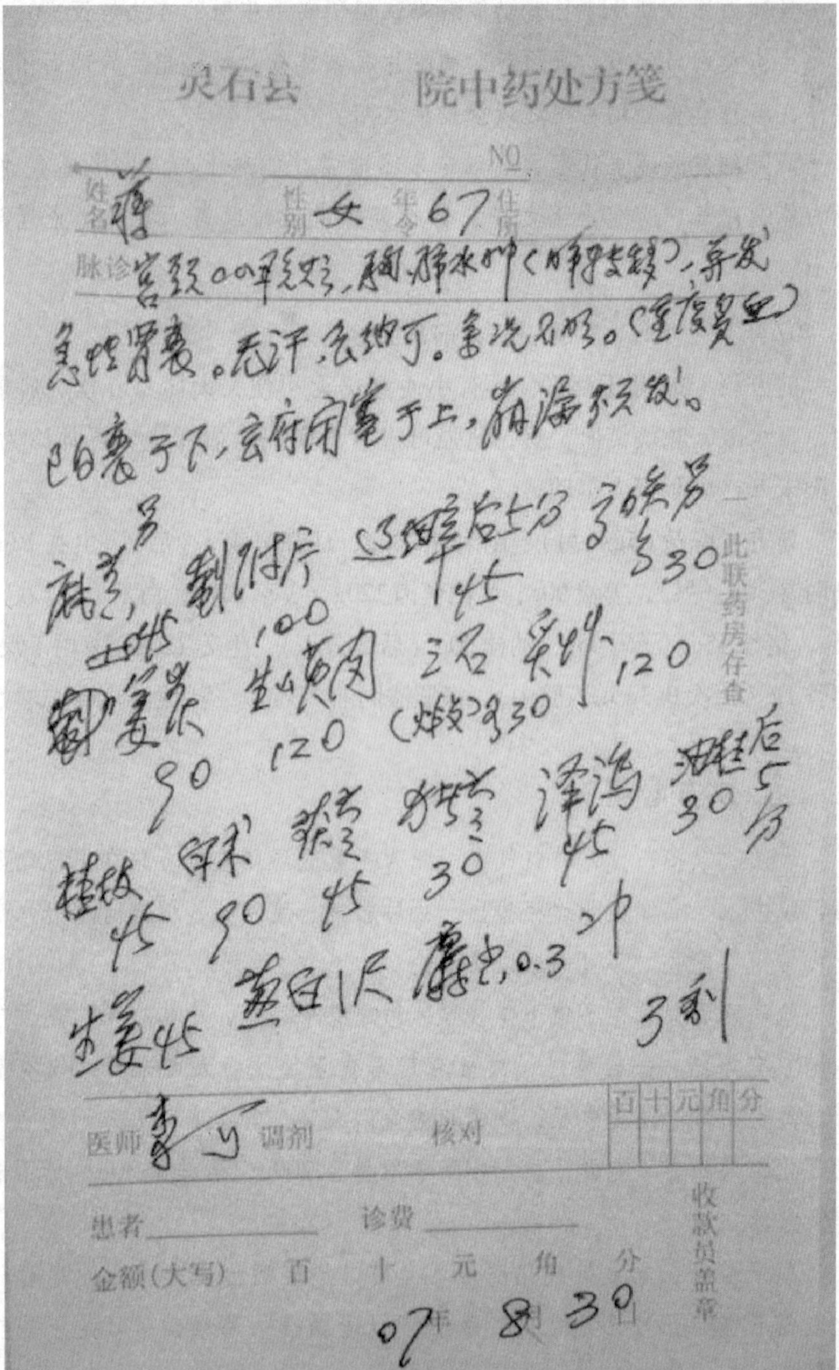
灵石县　　院中药处方笺

NO.

姓名　　性别 女　年龄 67　住所

脉诊

医师 李可　调剂　　核对

百　十　元　角　分

患者　　诊费

金额(大写)　百　十　元　角　分

07年 8月 30日

此联药房存查

收款员盖章

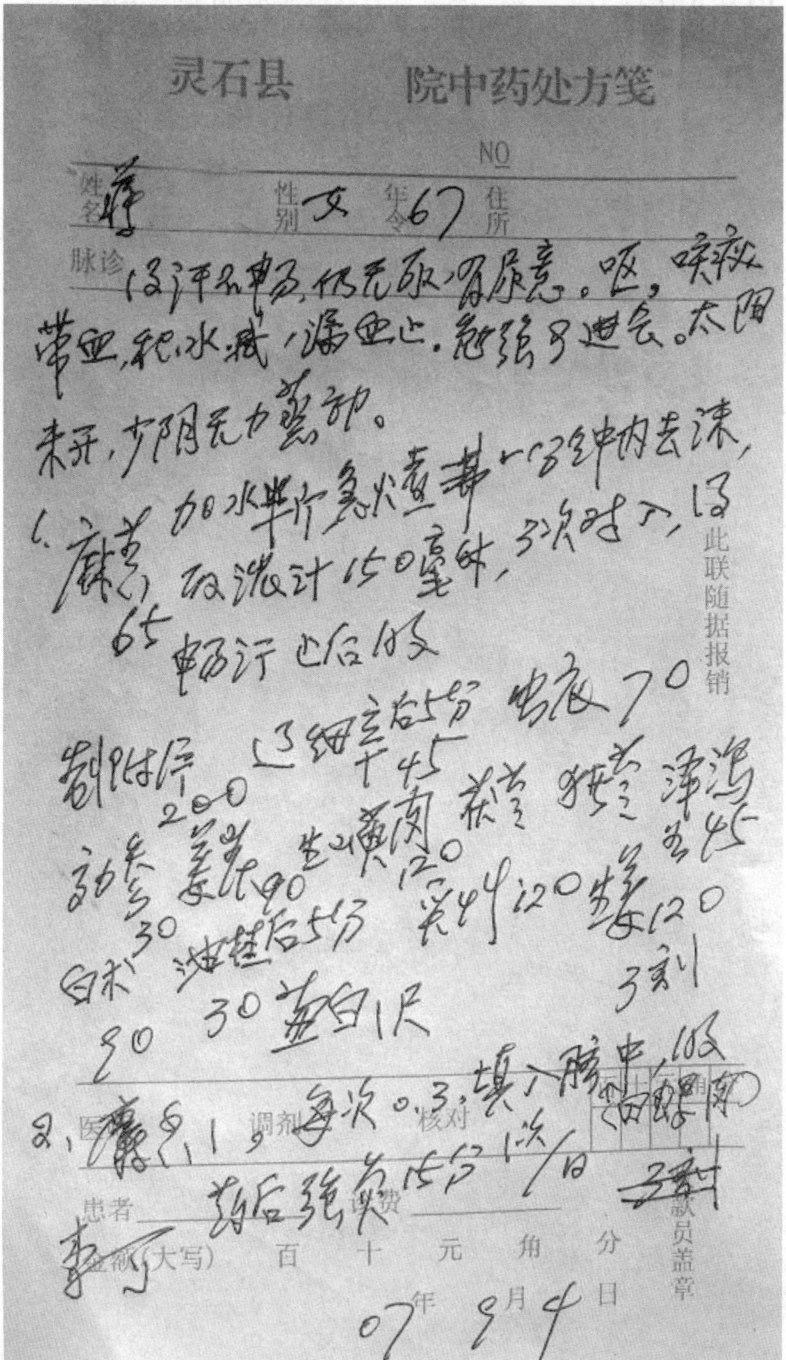
灵石县　　院中药处方笺
NO
姓名　性别　女　年令　67　住所
脉诊
此联随据报销
医　调剂　核对
患者　收费
金额（大写）　百　十　元　角　分
收款员盖章
07 年 9 月 4 日

07年9月11日，三诊：急性肾衰，已透析20次，无尿。

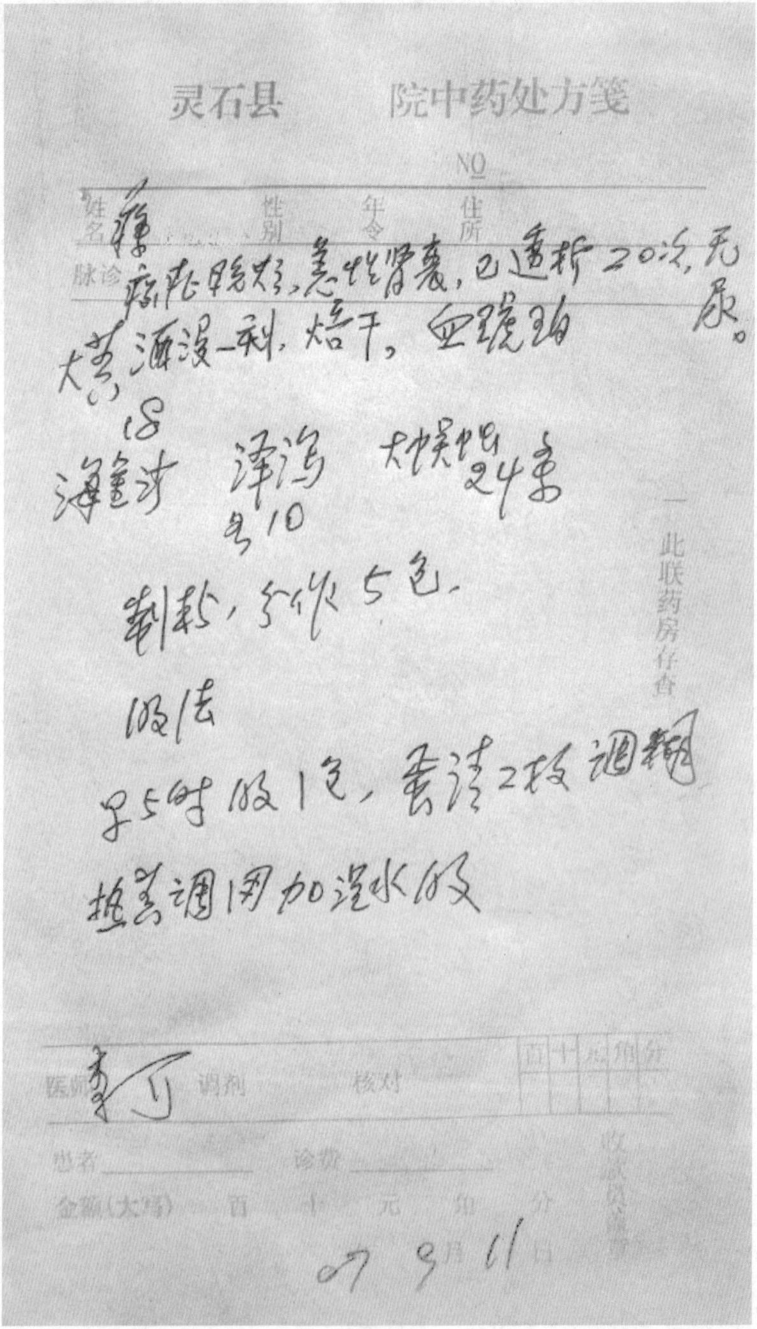

灵石县　　院中药处方笺

NO

姓名　性别　年令　住所

脉诊　急性肾衰，已透析20次，无尿。

大黄 酒浸一剂，焙干，研细

海金沙18　泽泻各10　大蜈蚣24条

制粉，分作5包。

服法

早5时服1包，香蕉2枚调糊

此联药房存查

医师 李可　调剂　核对

百　十　元　角　分

患者　诊费

金额(大写)　百　十　元　角　分

07 9月11日

抄方心得

所有的药效都是靠元气推动，病人元气虚弱，无法很快补充，故麻黄量至大亦不能畅汗。都认为此病已不可为，但恩师并未放弃。

此次更换思路，勉力治之。

处方：大黄18g（酒浸焙干），血琥珀、泽泻、海金沙各10g，大蜈蚣24条，制粉，分5包，早5时服1包，蛋清2枚调糊，热黄酒调服。

抄方心得

恩师用通淋散治淋症及小便闭有很多验案，曾言："下焦之实证，而劳伤之体，例同无粮之师，利在速战，邪去则正安，不能姑息适足以养奸。"

09年9月23日四诊：前方服后仍无尿，此症并非寻常三焦相火陷入膀胱之淋症，处大黄附子细辛汤。

抄方心得

患者家属言此方服后恶心欲呕，不能进食。此缘于辽细辛之气味辛窜，许多病人亦是有此反应。我在尝试此药时，几不能食，半个月减重2～3斤，后闻即欲吐。

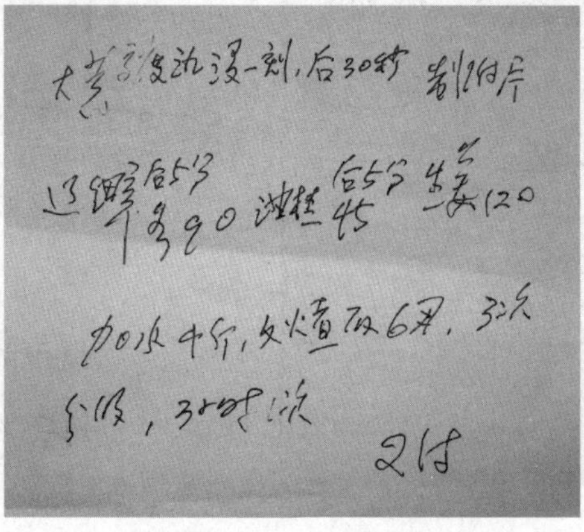

09 年 11 月 25 日，五诊：患者家属又来电求诊，师深思许久，处升陷汤加高丽参 30g，麝香 1g，升麻、柴胡各 10g。

抄方心得

医理是在日常生活中悟出的，此小便闭乃有形之物压迫所致，如同下水道堵时，有时通下无效，可用吸盘上提即通，升提之法同于此理。

清末濮阳有一名医王冠英，治县太爷之父大便不通，诸医用大承气乏效，王大夫取其方中量大者，加一味升麻半两，服后腹鸣便通。问其故，言推车不能上坡受阻时，都知道退一步再用力向前推，此同一道理，“降之不通，提之可也”。

次日患者家属电告，服后有一次血样小便（一百多毫升）。

之后数日，此方与通淋散交替服用，意在升降互用，但仍无小便。

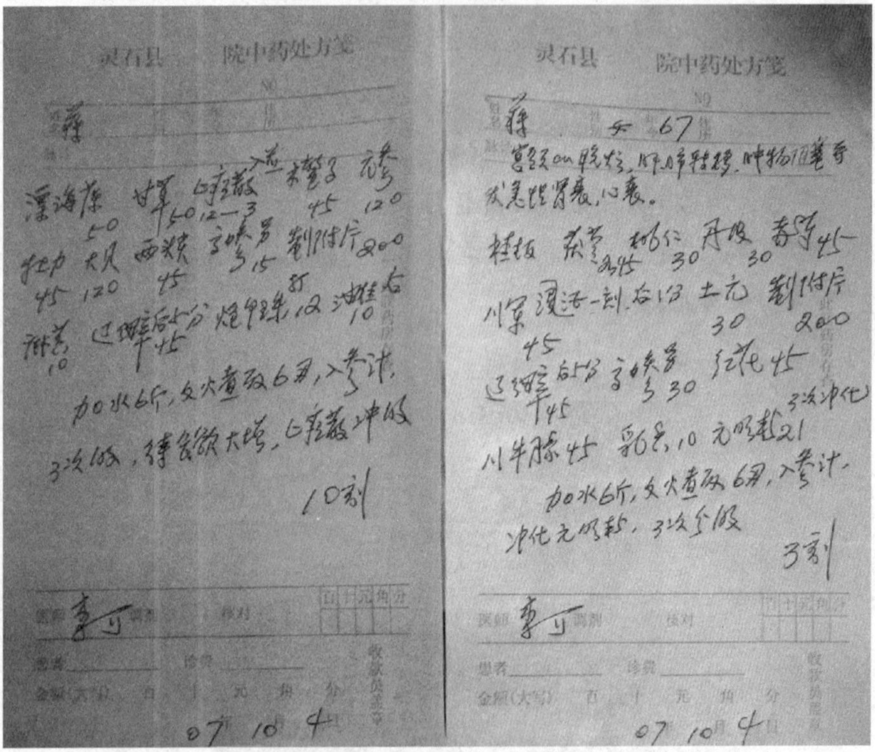

虽然知肾功能早已不能恢复，仍未放弃治疗。病人家属看了好多中医书，并经常与我交谈，清楚知道前后各诊处方的用意，对恩师深表感谢。

09 年 10 月 4 日，六诊：攻癌夺命汤与桂枝茯苓丸合通淋散，交替服用。

08 年春节，患者家属给我电话，一直边透析边服用中药，病情平稳，前两天在透析中血压忽然下降，抢救无效病故。

抄方心得

恩师在此例治疗过程中，一心赴救，费了许多心血。虽明知其不可为，仍勉力为之，从不同的角度辨证施治，虽然最终没有能够挽回患者的生命，但这种仁爱慈悲之心，这种不轻言放弃的精神，更是需要我们继承和学习的。

2009 年 1 月 27 日，张涵记录并整理

表邪内陷，凝阻于肺

肺癌晚期一例

——邪之来路，即为邪之出路。

姚某某，男，50岁，浙江人。

本人病重，其女至孝，不远千里来灵石咨询，患二期硒肺。07年7月13日，于浙江大学一附院诊为左上肺癌，两肺内转移，肺门及纵隔、腋窝淋巴结转移，少量胸腔积液，正在接受化疗。食纳可，动则喘。余况不明。

07年8月10日一诊：恩师嘱其停止化疗，扶正为主。

处方：高丽参15g（冲），生半夏45g，生南星30g，两头尖45g，漂海藻45g，止痉散3~3（冲），干姜30g，辽细辛45g，白芥子10g（炒研），鹿角霜45g，油桂10g，姜炭10g，熟地30g，麻黄5g，炙草30g，制附片45g，生山萸肉60g，生姜90g，加水500ml，文火煮取600ml，日分3次服。10剂。

抄方心得

此症已属晚期，所幸食纳尚可，胃气尚在。动则喘，元气已伤损，故扶正为主。处方：阳和汤合攻癌夺命汤、麻附细辛汤。

阳和汤治疗阴疽，温化寒凝。虽未见到患者，但推测邪由表内陷，凝阻手太阴之脏。邪之来路即是邪之出路，故用麻附细辛汤托透伏邪。彭子所著《圆运动的古中医学》中言一切病皆本气自病，否认伏邪之说，但此例病人患有硒肺，有形之物客居肺脏，亦伏邪也。我曾就此伏邪问题问过恩师，师言："虽然，本气自虚，亦必有外邪引发之"，我想此即所谓“因缘会合”。“伤风不省便成痨”，外邪内陷，影响了脏腑的正常功能。譬如外感风寒，若治之不当，误用清热解毒，甚或输液抗生素，此犹自撤藩篱、自毁长城，表症虽去，而邪已内陷。若陷入太阴脾则下利腹痛、纳差；若陷入太阴肺则喘咳，外感后遗咳嗽经久不愈者甚多，或气管炎、肺炎；若外邪陷入少阴肾则病肾炎；若外邪内陷入少阴心则病心肌炎等。所以有许多病是由风寒小病误治而来。

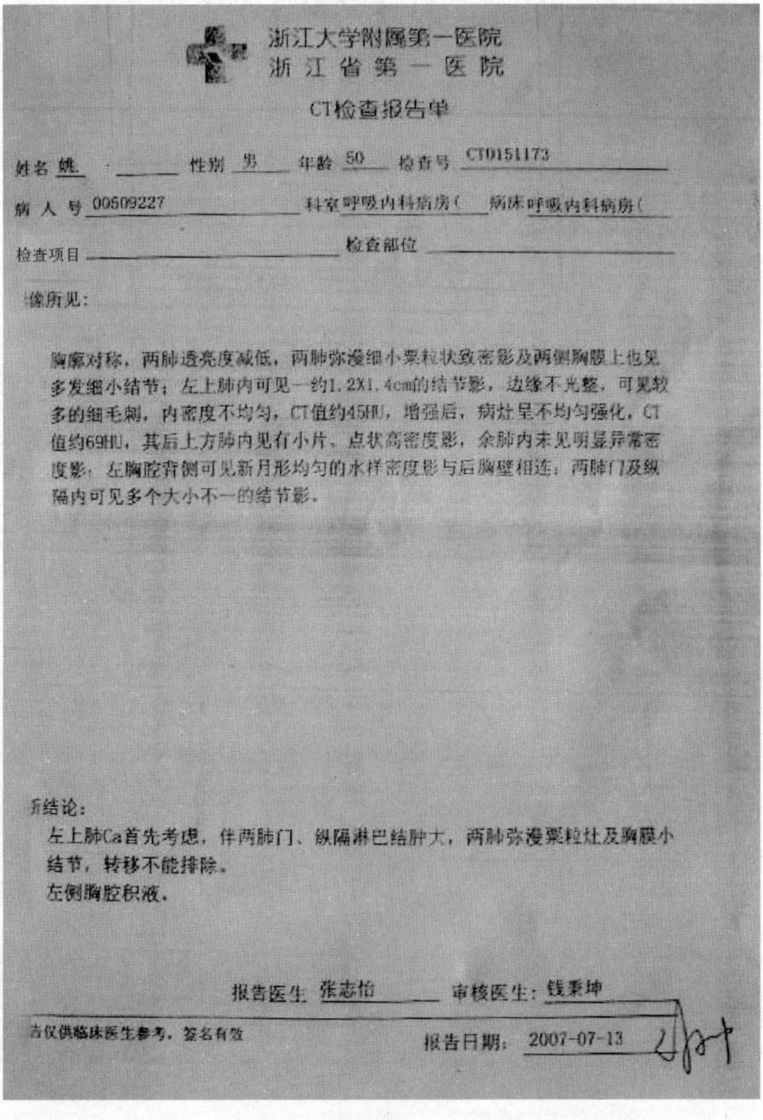

浙江大学附属第一医院
浙江省第一医院

CT检查报告单

姓名 姚.　性别 男　年龄 50　检查号 CT0151173

病人号 00509227　科室 呼吸内科病房(　病床 呼吸内科病房(

检查项目　检查部位

像所见：

胸廓对称，两肺透亮度减低，两肺弥漫细小粟粒状致密影及两侧胸膜上也见多发细小结节；左上肺内可见一约1.2X1.4cm的结节影，边缘不光整，可见较多的细毛刺，内密度不均匀，CT值约45HU，增强后，病灶呈不均匀强化，CT值约69HU，其后上方肺内见有小片、点状高密度影，余肺内未见明显异常密度影；左胸腔背侧可见新月形均匀的水样密度影与后胸壁相连；两肺门及纵隔内可见多个大小不一的结节影。

断结论：

左上肺Ca首先考虑，伴两肺门、纵隔淋巴结肿大，两肺弥漫粟粒灶及胸膜小结节，转移不能排除。
左侧胸腔积液。

报告医生 张志怡　审核医生：钱秉坤

告仅供临床医生参考，签名有效　报告日期：2007-07-13

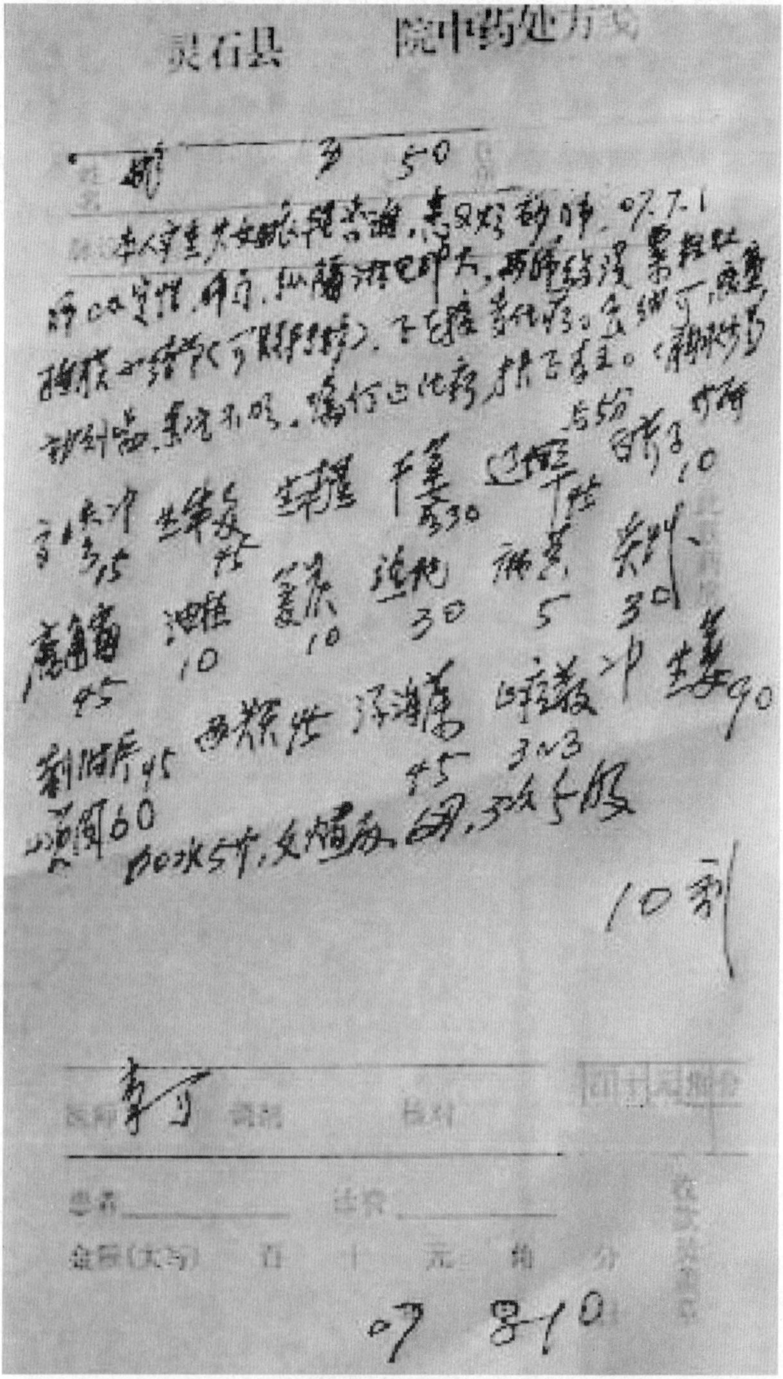

灵石县　　院中药处方笺

10剂

不能面诊而处方，实有很大风险，若能表述清楚还好。中医是针对不同的个体进行辨证施治的，须四诊合参才能遣方用药。恩师慈悲患者家属焦急的心情与期盼的眼神，尽力施治。恩师曾教导我们众弟子：“为医者，须有菩萨心肠、神仙手眼、英雄肝胆、儿女情怀。”

07年08月27日，二诊：患者仍无法亲来面诊。其家属言服药之后，精神、体力均有好转。

恩师嘱守方。10剂。10天后患者家属来电，言服后精神体力持续好转，因路途遥远，嘱其守方再服10剂。

07年9月22日，患者体力改善，已能亲来面诊。服药30剂，病情平稳。制附片加倍，侧重扶元。

处方：

1. 固本散加止痉散、川尖贝各100g，制粉，5g/次，日服3次。

2. 晒参30g，五灵脂30g，生半夏45g，生南星30g，麻黄10g，制附片90g，辽细辛45g，干姜90g，白术90g，白芥子10g（炒研），鹿角霜45g，油桂10g，两头尖45g，大贝120g，熟地30g，漂海藻50g，甘草50g，生姜45g，加水2500ml，文火煮取300ml，日分3次服。30剂。

07年10月20日夜11点，四诊：患者从浙江来到灵石，已是夜里，入住旅馆之后即不能行动，喘憋甚。立即与我联系，见其喘憋几不能呼吸，知已重度胸水。我诊其脉微细，三五不调，已并发心衰。疑路途中颠簸致肿物破裂出血，压迫心肺。顾不上恩师年事已高，立即为其联系，恩师赶赴患者住处。

处方：炙草120g，干姜90g，高丽参30g，生山萸肉90g，三石各30g，制附片100g，茯苓45g，瓜蒌30g，薤白30g，生半夏50g，白酒150ml，加水2500ml，武火急煮取500ml，小量多次服。1剂。苏合香丸3丸，3小时1丸。

取药之后，去我住处煮药，煮好已是12点10分。

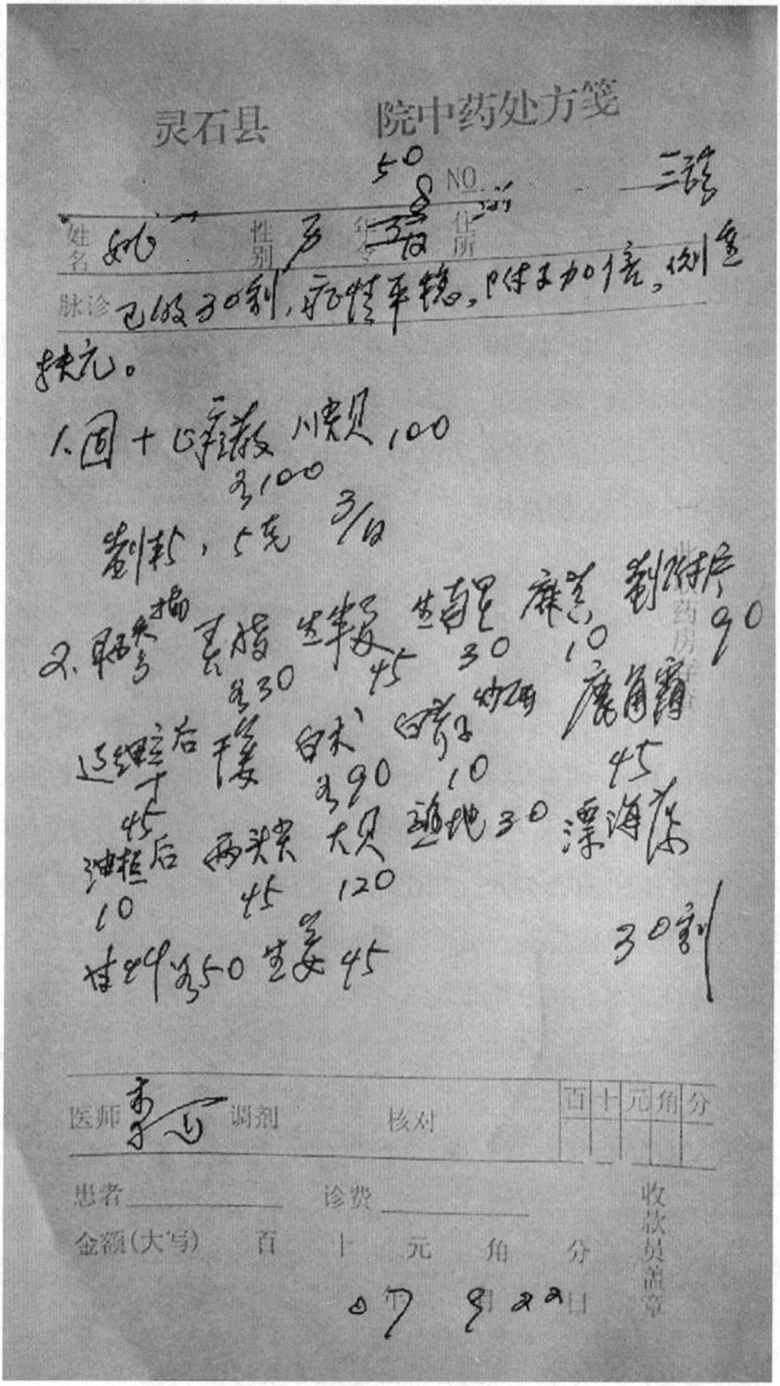

灵石县　　院中药处方笺

NO.　　三诊

姓名　　性别 男　　年龄　　住所

脉诊 已服30剂，病情平稳，附子加倍，似应扶元。

甘草50 生姜45

30剂

医师 李可　调剂　　核对

百	十	元	角	分

患者＿＿＿＿＿　诊费＿＿＿＿＿

金额(大写)　百　十　元　角　分

07　8　22 日

收款员盖章

此联药房存根

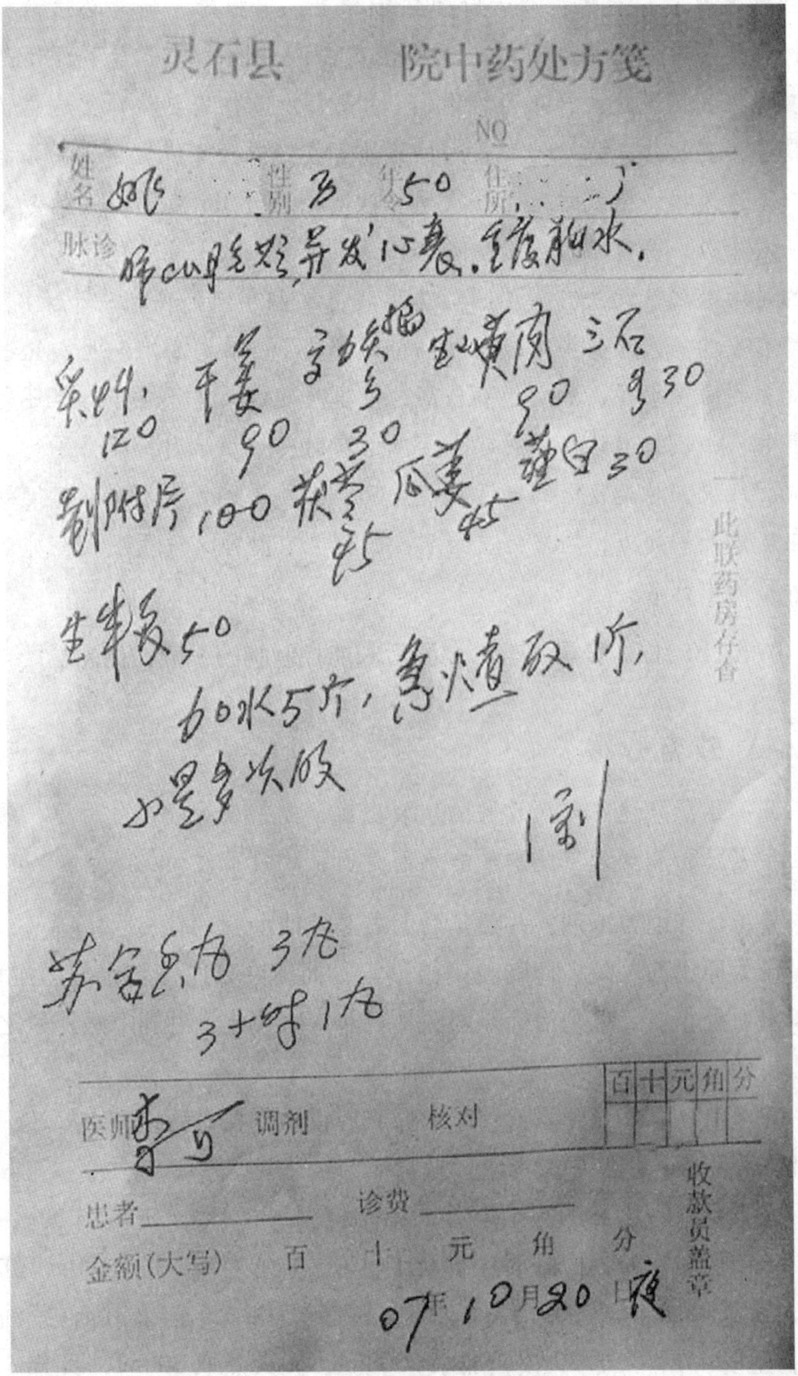
灵石县　　院中药处方笺

NO

姓名　姚　　性别　男　　年令　50　　住所

脉诊　肺Ca脑转移，并发心衰、全腹积水。

炙甘草120　干姜90　高丽参30（捣）　生山萸肉90　三石各30

制附片100　茯苓45　白术45　砂仁30

生半夏50

加水5斤，急火煮取1斤，

小量多次服

1剂

苏合香丸　3丸

3小时1丸

医师　李可　　调剂　　核对　　百 十 元 角 分

患者　　诊费

金额（大写）　百　十　元　角　分

07年10月20日夜

此联药房存查

收款员盖章

恩师曾教导我们："古时师父带徒弟，出师时，师父必送两样东西，一是雨伞，二是风雨灯。意思很明白，出诊之时不避下雨还是黑夜。现在我仍送这两样东西给你们。"我们知道首先要从师父这里传承的是德，其次才是术。治病救人，随处可在，恩师耄耋之年，尚不辞晨昏，不避风雨，给我示范了一次又一次。恩师于06年曾因案牍劳累而有一次中风，一直未辍应诊，身体并没有恢复。我有诸多的不忍心，更多的是崇敬之情无法言表。师母告诉我，早些年他们住在一个大院里，经常有一些病人家属半夜敲门，搞得四邻睡不安稳，都有意见。这些年急救多到医院去了，加之年事已高，夜里敲门的人才不多了。但还是经常有病人半夜打电话，师父起来接电话有时一个多小时，冻得不行。可是师父却说，越是夜里的电话越是急症，必须要接。我常在早起接到师父在夜里开的处方，用短信发给病人，因为有时师父说了半天，那边就是听不懂中药名。

07年10月21日晨，五诊：服后未能控制胸腔积液，仍憋喘严重。

抄方心得

此胸水疑路途中颠簸致肿物破裂出血，方中瓜蒌薤白白酒汤、瓜蒌薤白半夏汤治胸痹，但此胸痹非水而是血，故效不显。

处方：守前方1剂，并嘱其马上去医院抽水。

于太原山西一院，行胸腔镜微创术，抽出许多血性胸水、黑血块，并予出血处止血。急则治标，西医外科非中医可比，可补中医外科之不足，灵活整合利用资源，实应不拘中西。

07年10月29日，六诊：于太原胸腔镜微创抽血后性胸水好转，包裹性胸腔积液，现胸中紧滞。

处方：制附片100g，干姜75g，高丽参15g（冲），五灵脂30g，芦根45g，丹参120g，檀降香、砂仁各10g，桂枝45g，桃仁30g，红花30g，云苓45g，泽泻30g，炙草60g，葶苈子10g，车前子10g，紫油桂10g，生姜45g，大枣30枚，加水2500ml，文火煮取300ml，日分3次服。30剂。

抄方心得

此方温阳祛瘀利水。方中丹参饮活血祛瘀、行气止痛，瘀血重则重用丹参。葶苈子主癥瘕积聚结气，饮食寒热，破坚逐邪，通利水道。芦根、桃仁乃千金苇茎汤意。桂枝振心阳，油桂温命门之火以助气化。云苓、泽泻、车前子利水。炙草、高丽参补中气元气，因为所有降肺利水药必依中气运旋而作用。

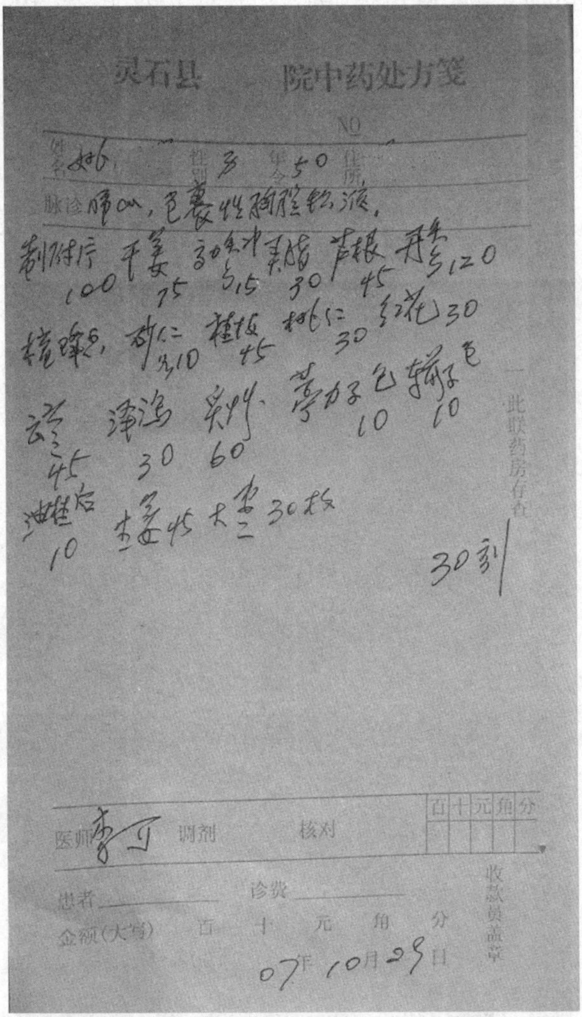
灵石县　　院中药处方笺

NO

姓名　性别　年龄　住所

脉诊

一　此联药房存查

医师　调剂　核对

百 十 元 角 分

患者　诊费

金额(大写)　百　十　元　角　分

年　月　日

收款员盖章

07年11月27日电，坚持服中药，无胸水，情况稳定，病灶未检查。

08年1月4日，七诊：仍有少量胸腔积液。此时服药120剂，已无病容。

处方：

1. 生附子30g，干姜30g，炙草60g，漂海藻45g，晒参30g，生半夏45g，大贝120g，两头尖45g，木鳖子30g，辽细辛45g，白芥子10g（炒研）。

2. 固本散加守宫、蜂房各50g，川尖贝100g，二杠100g。

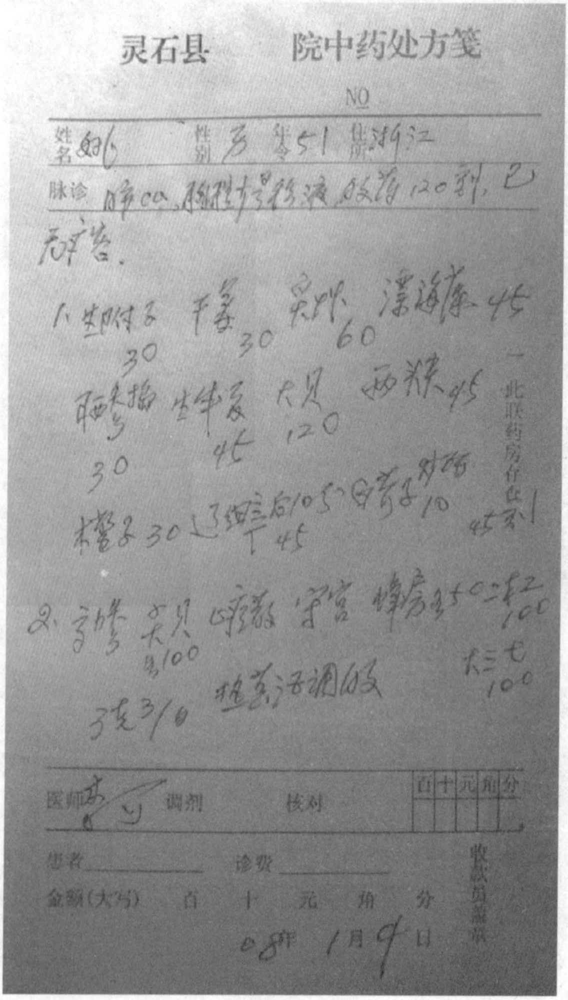
灵石县　　院中药处方笺

NO

姓名　　性别　　年令　　住所

脉诊

医师　　调剂　　核对　　百 十 元 角 分

患者　　诊费

金额(大写)　百　十　元　角　分

年　月　日

此联药房存查

收款员盖章

抄方心得

方 1 乃攻癌夺命汤变方。身体正气渐复，故侧重于祛邪。生附子有毒，温通之力过于制附子数倍，必久煮 2 小时方可。方 2 乃固本散培补元气，仍是攻补兼施之意。

08 年 3 月 6 日电，近期将来灵石就诊，病情很稳定。

08 年 3 月 9 日，八诊：服药 165 剂，已无病象病容，固本消积为治。

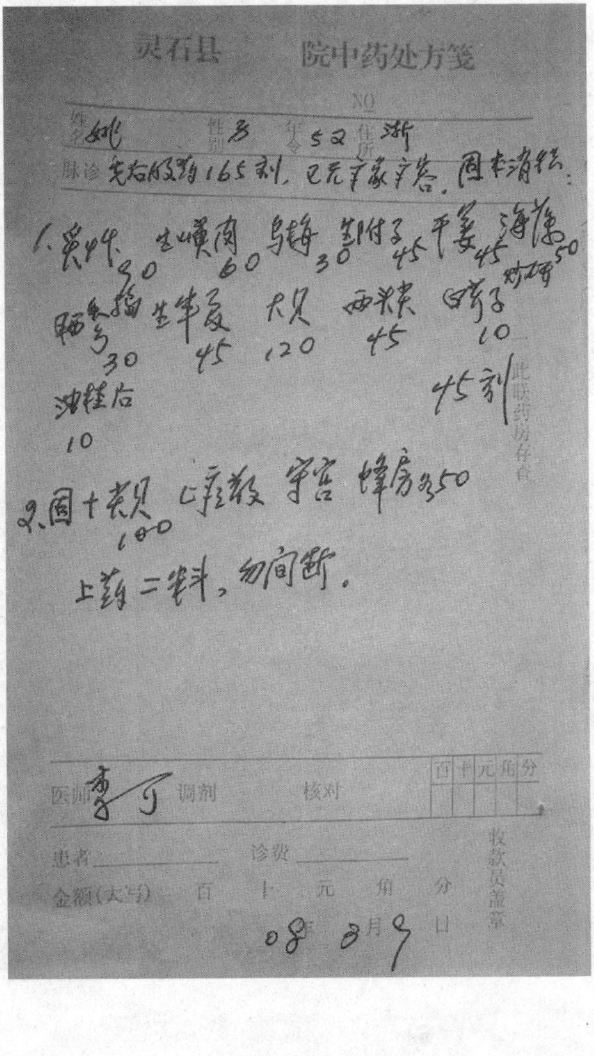

处方：

1. 炙草 90g，生山萸肉 60g，乌梅 30g，生附子 45g，干姜 45g，漂海藻 50g，晒参 30g（捣），生半夏 45g，大贝 120g，两头尖 45g，白芥子 10g（炒研），油桂 10g（后），45 剂。

2. 固本散加止痉散、守宫、蜂房各 50g，川尖贝 100g，制粉。

08 年 5 月 25 日，九诊：稳步好转，腋下淋巴、肺门淋巴肿大结节已消近半，已无病容。方用阳和汤合攻癌夺命汤加减。

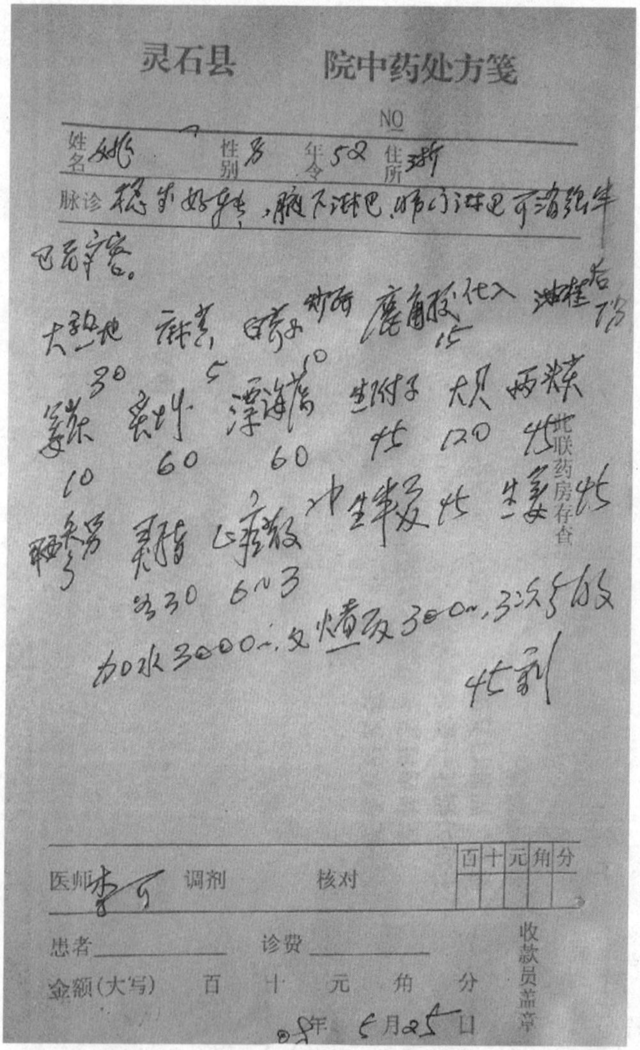
灵石县　　院中药处方笺

NO

姓名 姚　性别 男　年令 52　住所

脉诊 稳步好转，腋下淋巴、肺门淋巴可消近半，已无病容。

大熟地 30　麻黄 5　白芥子 10（炒研）　鹿角胶 45（化入）　油桂 10（后下）

生山萸 60　漂海藻 60　生附子 45　大贝 120　两头尖 45

晒参 30　炙草 60　乌梅 30　生半夏 45　生姜 45

加水 3000ml，文火煮取 300ml，3次分服

45剂

此联药房存查

医师 李可　调剂　核对

百	十	元	角	分

患者　诊费

金额（大写）　百　十　元　角　分

收款员盖章

08 年 5 月 25 日

08 年 7 月 20 日，十诊：肿大淋巴结尚未消尽。

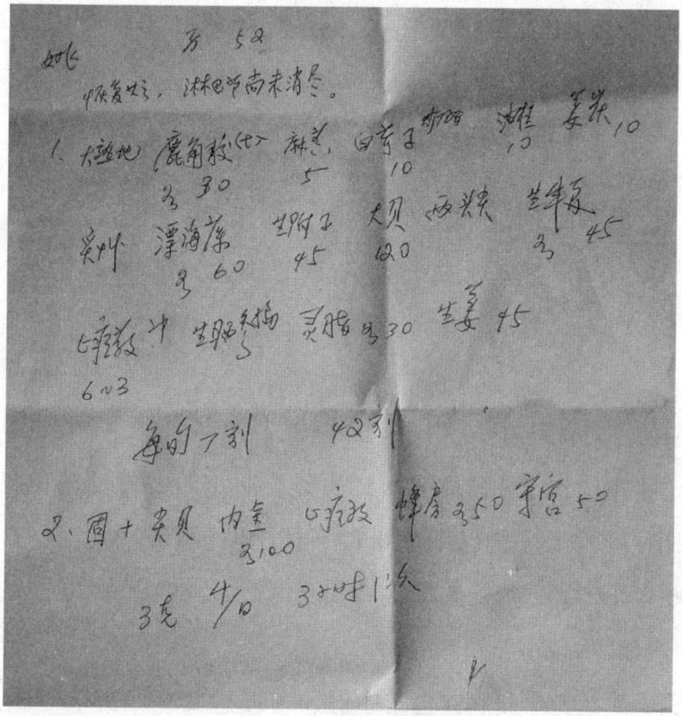
姚 男 52
恢复好，淋巴节尚未消尽。

08 年 9 月 27 日，十一诊：守方继续服用。

此肿瘤病治疗可谓不易，并不排除还有许多的变数。

2009 年 12 月 8 日，张涵记录并整理

药至瞑眩，反应剧烈

直肠癌、白血病一例

——保住一分胃气，便保住一分生机。

（正常排病反应，切记不可误诊）

樊某某，男，71岁，大同人。

2003年10月发现患高血压，房颤，胆结石，慢性淋巴细胞白血病，白细胞4.32万，淋巴细胞0.85，体检发现双肾大小不一，脾脏偏大。2006年12月发现患肛管高中分化癌，大小2cm×2cm，肠息肉2个，大小1cm×1cm。

其子至孝，为疗父病，自学中医，苦读恩师著《经验专辑》有日，并赴灵石寻求恩师治疗。

2006年12月上旬于灵石一诊：直肠癌，便血不止，舌尖红无苔。

处方：赤石脂30g，乌梅30g，川椒10g，黄连10g，炮姜30g，辽细辛45g，黄柏炭15g，红参30g（另），五灵脂30g，制附片45g，炙草30g，紫油桂10g（后下），加水3000ml，文火煮2小时，煎2次取浓汁300ml，入参汁，日分3次服。每日1剂。

抄方心得

此病初数诊我并未见到患者，但据症分析，此病应是中气大虚，气机升降失常。在气机的圆运动中，乙木厥阴不能正常有序升发，郁而下陷化热，而成为寒热错杂之厥阴症，胆经甲木不降而患胆结石，心动悸（房颤）、上盛（高血压）、白血病、直肠癌变等皆属乙木升发疏泻失常之症。乙木郁而升发不畅，木不化火则心火不足而心动悸（房颤），肝藏血之功能失常则血液为之病（白血病），木气下陷郁结成有形之癥瘕（直肠癌），甲木不降故上盛（血压高），故以乌梅丸变方治之。因便血不止，改黄柏为炭，加赤石脂，乃桃花汤之意治下焦，与油桂合为恩师所创三畏汤中一对畏药，乃治下焦下痢便脓血之效方。

5剂血止，排出许多黑血块，乙木能升则血不下行。

2007年1月16日于灵石二诊：守方，乌梅增至45g，加漂海藻30g。

患者家属记录排病反应如下：

1月8日，出现瞑眩反应——下午6～7点感到头昏眼黑不能起坐，失去知觉，倒在地上把脸碰破。

1月18日，出现咳喘气短。

1月30日，出现肛门刺痒肿痛如火烧，持续至2月3日减轻，又出现阴茎睾丸异常刺痒，腰困如折，夜不能寐。

2月4日，又出现瞑眩反应。

2月9日，手及臂出现许多小红点，并渐成水疱，疼痛剧烈，西医诊为带状疱疹。枕部及颈部也有少许疮疹，疼痛2个月余。

2月26日，服药40剂，便血时止时下，连续9日没有便血。

3月初，沿手厥阴心包经发出许多疱疹。

3月30日，经西医检查直肠及血液，病情未发展恶化，疼痛逐渐减轻。

2007年3月31日，三诊：守方，制附片增至90g，加当归50g。

前三诊皆书于此片牍之上，能见到实属不易。

患者家属记录排病反应如下：

4月～5月，高烧数次。

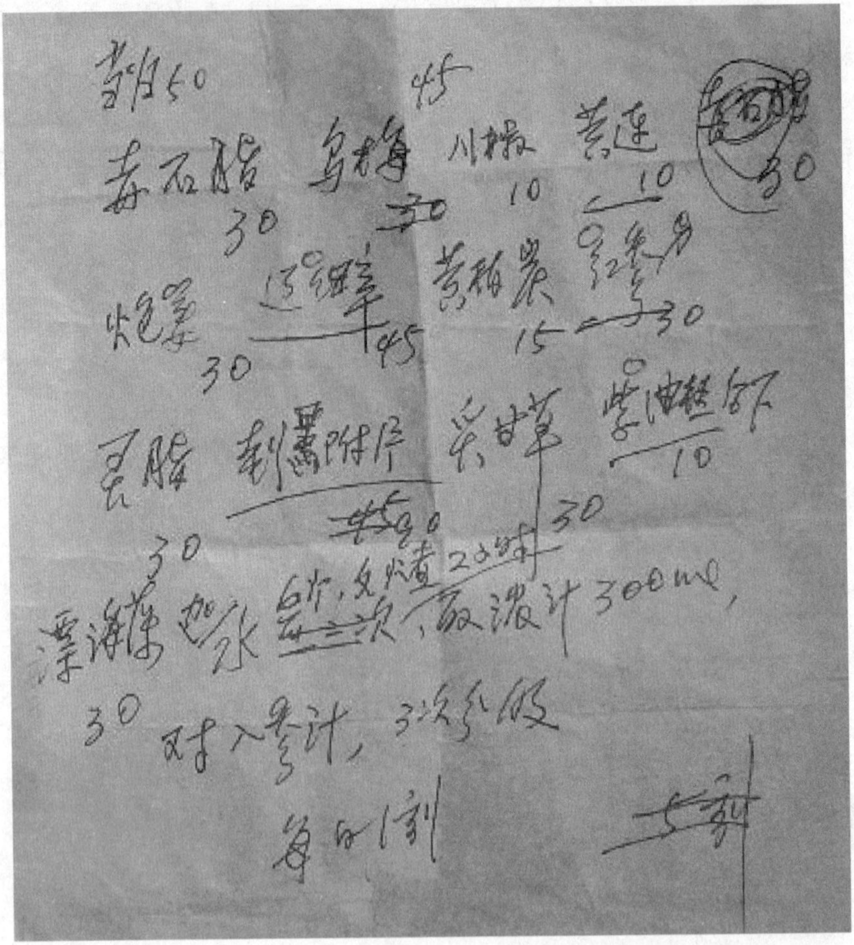

6月，小腿部位困、麻、痛，出现许多小红点，沿足厥阴肝经发出许多红疹。

7月，出现咳喘，肛门下坠困痛。

07年8月11日，四诊：已服乌梅丸变方170剂，便血已止月余。渐生薄白苔，眠食俱佳。近三个月右下肢麻痛难以迈步，咳一月许，痰鸣漉漉。寒伏厥阴，渐现太阳表症、表脉，此为正气来复，寒邪由里出表，因势利导，托之。

处方：生北芪250g，麻黄10g，制附片90g，辽细辛45g（后5分），干姜70g（生、炮各半），高丽参15g（冲），川乌30g，稆豆

30g，防风30g，生半夏45g，生南星30g，止痉散3～3（冲），漂海藻45g，生姜45g，蜂蜜150ml，大枣20枚，黑木耳45g，加水6000ml，文火煮取600ml，日分3次服。10剂。

服后，睡中汗出浸透厚褥，咳喘减轻。

抄方心得

服药后有阴症转阳之兆，如出许多疱疹，高热等。又有沿厥阴经循行处发出许多疱疹，有病邪由内向外出表之兆。但此种出疹，有的属正常排病反应，有的则属木火外泄冲克肺金之病症，临证不可一概而论以排病反应，要应以病人整体状况变化趋势而作判断，此时就要看断证的功底了。非临证经验丰富，可能会心生疑虑；非病家信任之深，也可能会中途改道。

服药后舌生薄白苔，眠食俱佳，乃正气来复。

出现太阳表证、表脉，如咳痰等似外感之症状，即是伏邪外透。此时因势利导，用麻附细汤托透之，故服后汗出而咳喘立减。

以下为我记录的患者服药后的反应：

9月25日，便出大豆般烂肉一块，后有脓状黏液流出。

10月27日，又开始服用乌梅丸变方。

10月31日，肛痛剧烈。

11月2日，小腿前面奇痒难忍，并出现斑疹，状似鳞片。

11月4日，便出两块烂肉，肛门刺痛钻心。

11月7日，经西医检查肿物大小为4cm×4cm，白细胞数由4.32万减至3.2万。

12月下旬，因疼痛难忍，去医院检查，白细胞降至2.3万。

08年1月5日，五诊：肛部肿瘤脱落2块，二便失禁，白血病化验续有缓解，肛部痛不可忍，食纳不香。高年胃气伤，两本飘摇，终非佳兆。

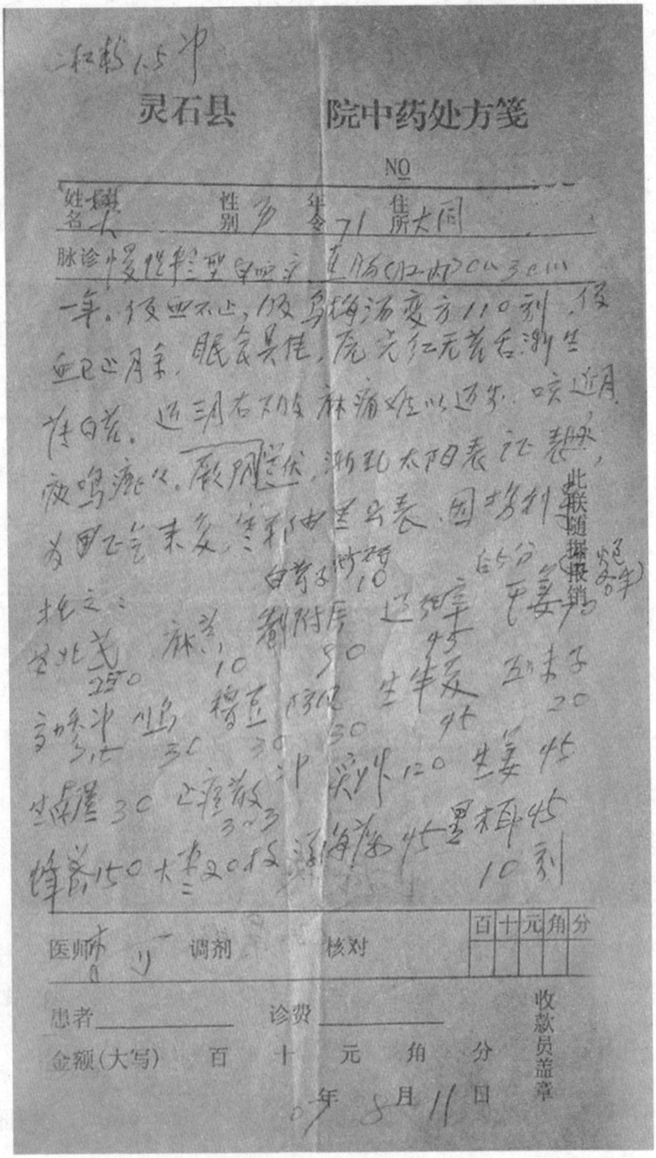
灵石县　　院中药处方笺

NO

姓名	性别	年龄	住所

脉诊

此联随据报销

医师	调剂	核对	百	十	元	角	分

患者______　诊费______

金额(大写)　百　十　元　角　分

年　月　日

收款员盖章

处方：

1. 白术45g，炮姜45g，高丽参30g（另炖），制附片100g，油桂15g（后5分），砂仁米30g（姜汁炒），炒麦芽60g，炙草60g，生芪120g，生半夏45g，生姜45g，加水3000ml，文火煮取300ml，入参汁，日分4次服。10剂。

2. 漂海藻50g，甘草50g，止痉散6～3（入煎），木鳖子45g，元参120g，大贝120g，乌梅30g，高丽参30g（另炖），2煎混匀，日分3次服。15剂。

第1方服后，食纳大增，二便失禁好转。

第2方服后，便出脱落的肿物数块。

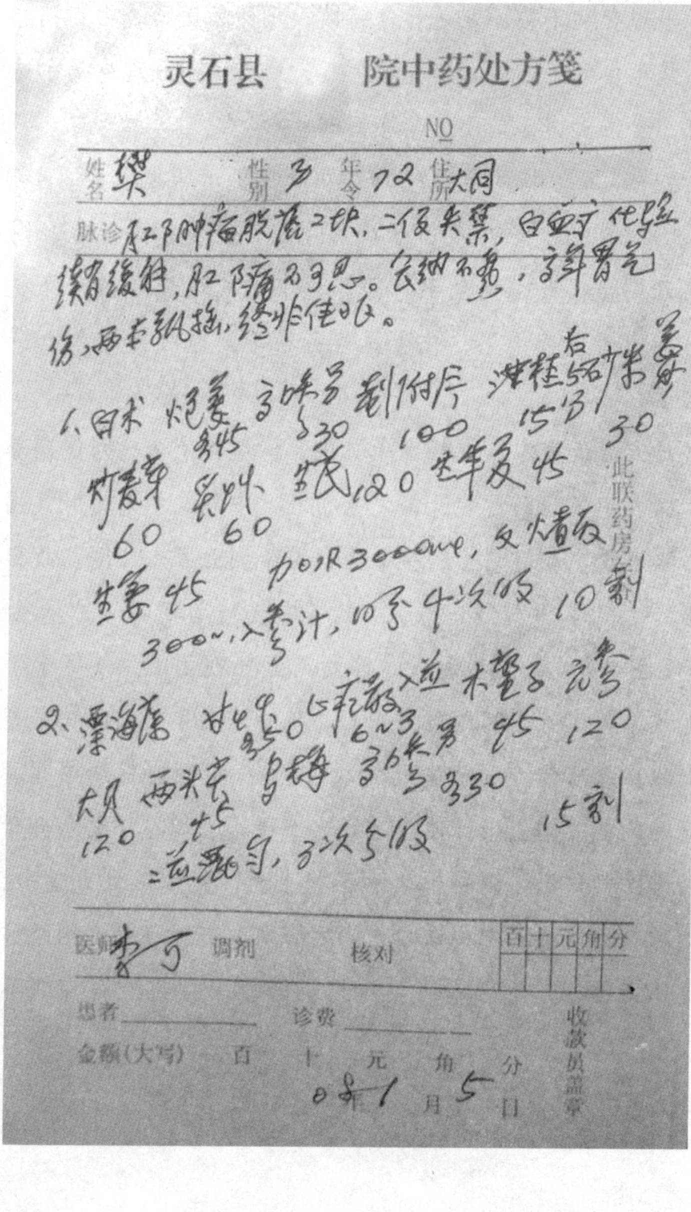
灵石县　　院中药处方笺

NO

姓名　　性别　　年令 72　　住所 大同

脉诊

此联药房

医师　　调剂　　核对　　百　十　元　角　分

患者＿＿＿＿＿＿　诊费＿＿＿＿＿＿　收款员盖章

金额（大写）　百　十　元　角　分

年　　月　　日

抄方心得

恩师曾教导："不可见病治病，时刻不忘中气和两本。若纯虚症之治疗，就不要考虑是何病，先救胃气和肾气，能保得一分胃气，便保住一分生机。"

此时出现食纳不香，即是胃气将败，虽然西医检查白血病指标有所缓解，但是见食纳差，便立即先救胃气，用方1附子理中汤加味。服后胃气来复，食纳大增，二便失禁亦好转。

"人活一口气"指的是中气，乃一身气机运转之动力。彭子指出，"人之有生先有中气"。中气寄于脾胃中焦，脾胃能纳能化，则能生中气。中气旺则生机旺，生生不息即此也。中气运旋则在升降复常，胃气下降，在上者使归于下，化生元气；在下则能收摄使之上，故二便失禁好转。

胃气是人后天之本，中气寄于其中，能纳谷消食，则能濡养四肢百骸五脏六腑。中气旺则运旋升降之生机旺，中气在左则为肝气温升，在上则为心火宣通，在右则为肺金敛降，在下则为肾水能藏。故彭子及黄元御均言"六气本一气（中气），土（中气）为四象（木火金水）之母"。六气运旋一周则化生元气，即所谓五气朝元。元气寄于下焦肾与命门，元气乃是人身个体的重力中心，犹地球之中心，犹树之根，是人的先天之本，故亦曰"肾为先天之本"，元气足则能引纳中气，不使之散。元气足则能吸纳上下，使在上之火归于下，使在下之水升于上，以成既济。若元气将竭，则在下之水不能上承，受地球之力吸引而足肿，在上之火欲散而上炎，则成火水未济之危象。若元气竭，则个体的重力引力全无，四维分散而生命消灭。此即恩师所云"治病时刻不忘中气和两本"。

08年2月26日，六诊：稳步向愈。

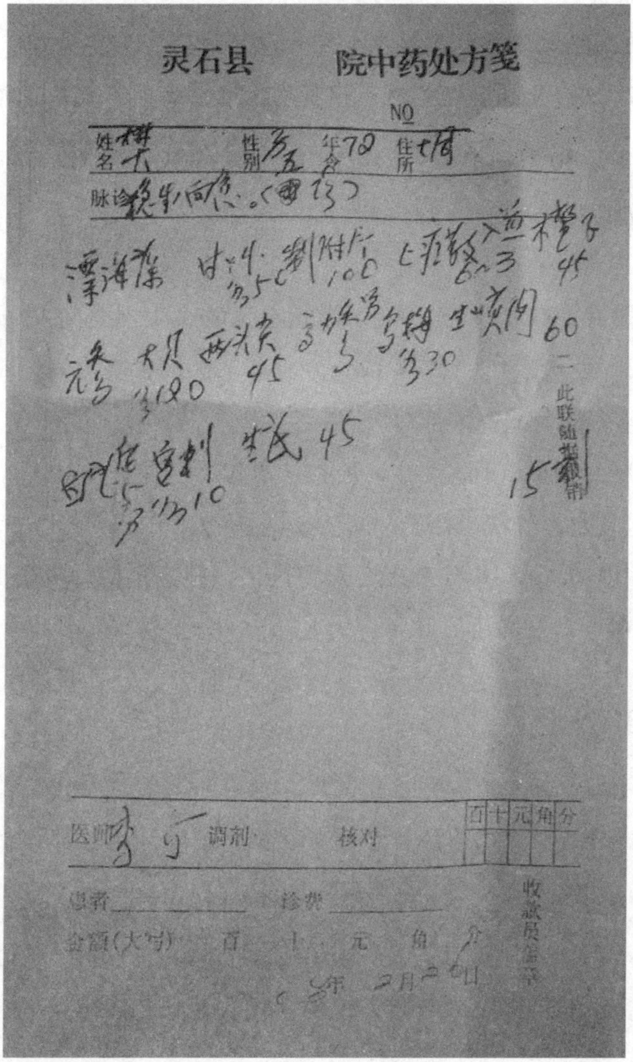
灵石县　　院中药处方笺

NO

姓名　　性别　　年龄　　住所

脉诊

医师　　调剂　　核对

患者　　诊费

金额(大写)　百　十　元　角　分

收款员盖章

患者家属记录排病反应如下：

3月2日，始服第二方，白天黑夜排黑血块，每天换纸不计其数，直到服15剂时，排完黑血，又流出淡红色液体，肛痛加重。

3月20日，出现阳强勃起，排尿有力。

4月2日，排出核桃大一脓团夹杂一些淡红水。

4月8日，排出大量血糊状排泄物，肛门外长出七个黄豆大的硬块，排成弧状。

4月初，肛周又长出三枚花生米大硬肿物。

4月29日，又排出许多黑色糊状物，肛门痛如刀割。腹痛。

08年4月30日，七诊：六脉浮细，按之散，高年邪盛正虚，防脱。恩师处以破格救心汤。

处方：

1. 制附片200g，干姜100g，黑元参500g，生山萸肉120g，高丽参30g（另），三石各30g，炙草120g，加水3000ml，文火煮300ml，入参汁，日小量多次分服。5剂。

2. 雄精　白矾（研后入），苦参、木鳖子、甘草各100g，乳香、没药各30g，煮水，外洗坐浴。

方2用1次后，10日未行之大便排出，腹痛消除。方1共服7剂，11天未便血，食纳尚可。脉转有力，75次/分。

抄方心得

六脉浮细，按之散。此危象之脉，如风中之烛，元气虚极，根本将绝。虽排出许多脱落之瘤体，然病邪仍盛，肛周又生长出数个肿物，此正虚邪盛，只能固本防脱。

08年5月18日，八诊：已服药350剂，脱象得退，六脉沉细而稳。肛肿出血，不断排出脱落瘤体，纯阴大症有转阳之佳兆。

处方：

1. 炙草60g，干姜90g，制附片150g，公英120g，蚤休30g，木鳖子30g，生芪60g，高丽参30g，姜炭10g，三仙炭10g，赤石脂45g，油桂10g（后），生山萸肉90g，每旬7剂，21剂。

2. 雄精100g，白矾100g（研后入），苦参、木鳖子、甘草各100g，乳香、没药各50g，黄柏100g，煮水，外洗坐浴。

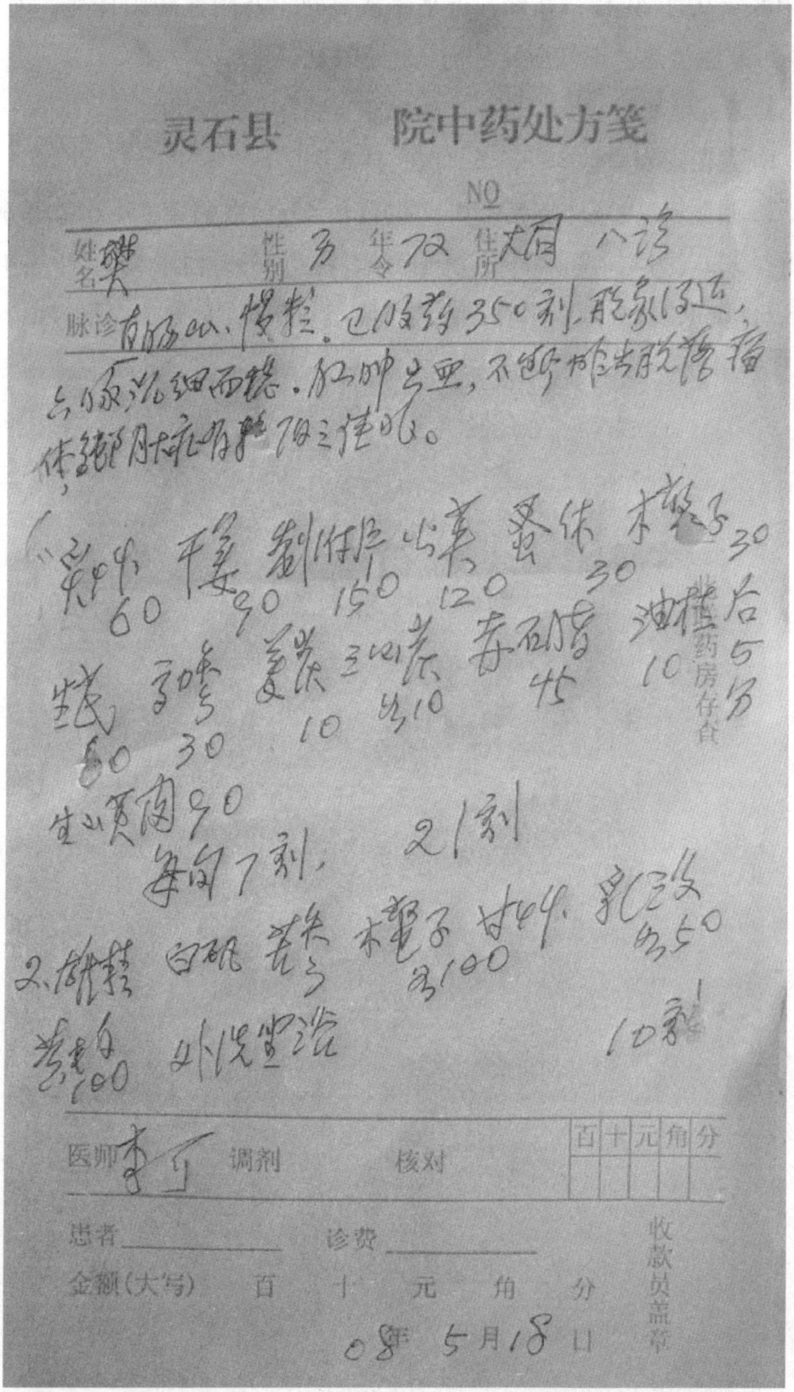
灵石县　　院中药处方笺

NO

姓名 樊　性别 男　年令 72　住所 大同

脉诊

60　90　150　120　30　30

60　30　10　10　45　10

每日1剂，21剂

外洗坐浴　10剂

医师 李　调剂　核对

百 十 元 角 分

患者　诊费

金额(大写)　百　十　元　角　分

收款员盖章

08年5月18日

08年9月20日，九诊：近来多次高热，乃阴症转阳佳兆，勿惧，切不可寒凉清热。正气渐复，仍从托透立法。

处方：

1. 大桂附理中散300g，5g/次，日3次。

2. 制附片100g，公英120g，生苡仁45g，败酱草45g，乌梅60g，高丽参30g（另），炙草60g，茯苓45g，杭芍45g，白术45g，生姜45g，加水6000ml，文火煮2小时，去渣浓缩至600ml，日分3次服。30剂。

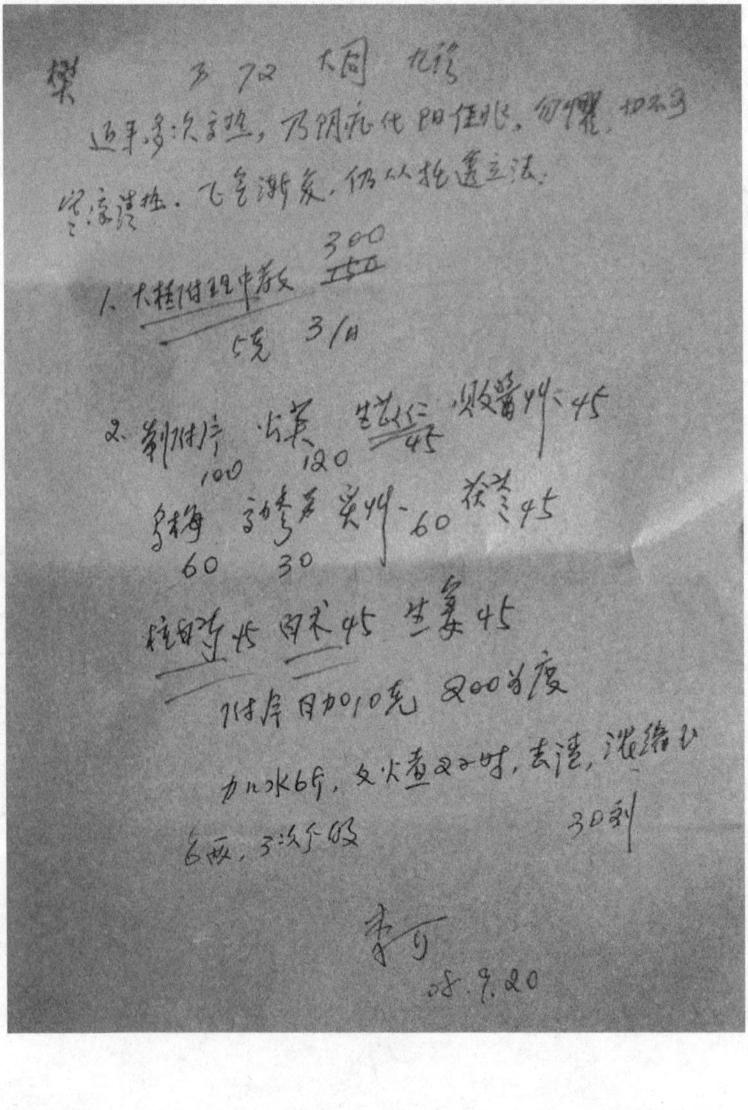
近来多次高热，乃阴症化阳佳兆，勿惧，切不可
寒凉清热。正气渐复，仍从托透立法。
1. 大桂附理中散 300
5克 3/日
2. 制附片 100 公英 120 生苡仁 45 败酱草 45
乌梅 60 高丽参 30 炙草 60 茯苓 45
杭白芍 45 白术 45 生姜 45
附片日加10克 200为度
加水6斤，文火煮2小时，去渣，浓缩至
30剂
李可
08.9.20

08 年 11 月 29 日，十诊：本气渐复，邪正交争，寒热错杂。

处方：

1. 乌梅 60g，生芪 250g，高丽参 30g（另），黄连 15g，姜炭 30g，黄柏炭 30g，辽细辛 45g，炙草 120g，木鳖子 45g，漂海藻 60g，止痉散 6～3（入煎），制天雄 100g（日加 10g 至 200g 为度），两头尖 45g，生苡仁 45g，砂仁米 30g（姜汁炒），加水 3000ml，文火煮 2 小时，去渣浓缩至 300ml，每旬 7 剂，21 剂。

2. 固本散 1～3，加白术、干姜、砂仁米、油桂、炙草各 50g，制粉。4g/次，日 3 次。

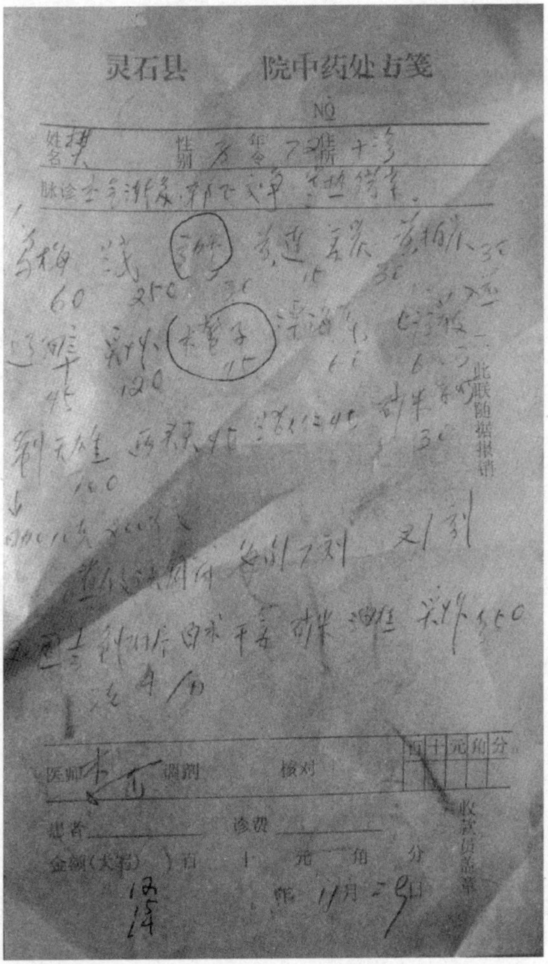

此病例中服药之后的反应，皆由其子详细记录。儒家有言，为人子者竭尽孝道，必明医道。其为尽孝学医之精勤可见一斑，很感激他为我们学医提供了宝贵的资料，病人才是大夫最好的老师。

2009年12月9日，张涵记录并整理

顺应四时，相机攻补

肺癌晚期一例

——稳步好转，伏邪外透。

范某某，男，47岁，山西太原人。

07年8月17日来灵石求诊：一个月前体检发现：右肺上叶占位性病变，大小为4.3cm×4.85cm，伴纵隔淋巴结肿大。舌胖大，齿痕。咳，食少腹胀。脉沉弱。

处方：麻黄5g，制附片45g，辽细辛45g（后），生半夏45g，白芥子10g（炒研），油桂10g（后），高丽参15g（冲），大熟地30g，鹿角霜45g，姜炭30g，两头尖45g，漂海藻50g，炙草50g，止痉散6~3，生南星30g，生姜45g，加水2500ml，文火煮取200ml，日分3次服。45剂。

07年9月12日，二诊：已服药45剂，咳减，食纳佳，胀消。

处方：守方，止痉散改冲服，附子用量至90g，45剂。

07年10月22日作氩氦刀手术。

07年10月28日，三诊。

处方：守方，加生山萸肉90g，木鳖子30g，夏枯草120g，元参45g，高丽参15g（另炖），加水6000ml，入参汁，日分3次服。30剂。

07年12月27日，四诊：病情稳定，面有华色，食纳可，当脘胀，脉象和缓从容，唯胸痛时作。入冬，救太阴保少阴。

处方：

1. 生附子30g，白术45g，干姜45g，高丽参30g（另），生半夏45g，生南星30g，茯苓45g，油桂15g（后），炙草60g，瓜蒌45g，薤白30g，丹参120g，檀降、沉香各10g，砂仁米30g，乌梅30g，生山萸肉90g，三石各30g，生姜45g，黑小豆45g，加水2500ml，白酒300ml，浸泡40分钟，文火煮取300ml，入参汁，日分3次服。每旬7剂，服至立春。

2. 固本散加守宫、川尖贝、露蜂房各100g，制粉，3g/次，日3次。

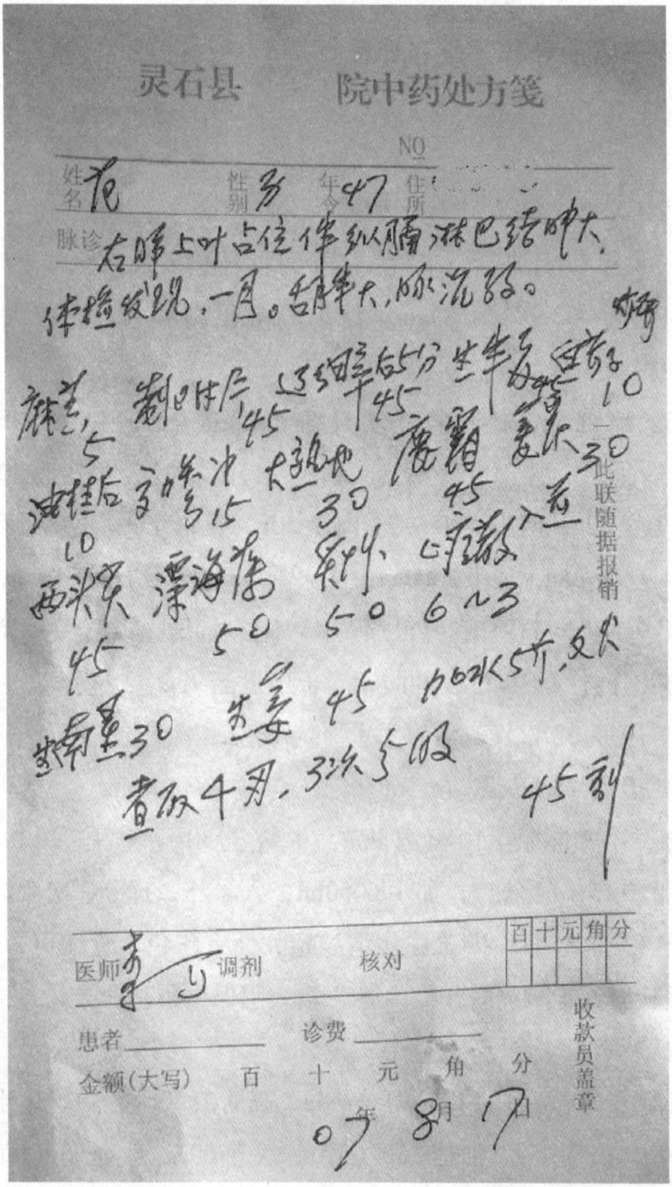
灵石县　　院中药处方笺

NO

姓名　性别 男　年令 47　住所

脉诊 右肺上叶占位伴纵膈淋巴结肿大，体检发现一月。舌胖大，脉沉弱。

45剂

此联随据报销

医师 李可	调剂	核对	百	十	元	角	分

患者　　诊费

金额(大写)　百　十　元　角　分

收款员盖章

07年8月17日

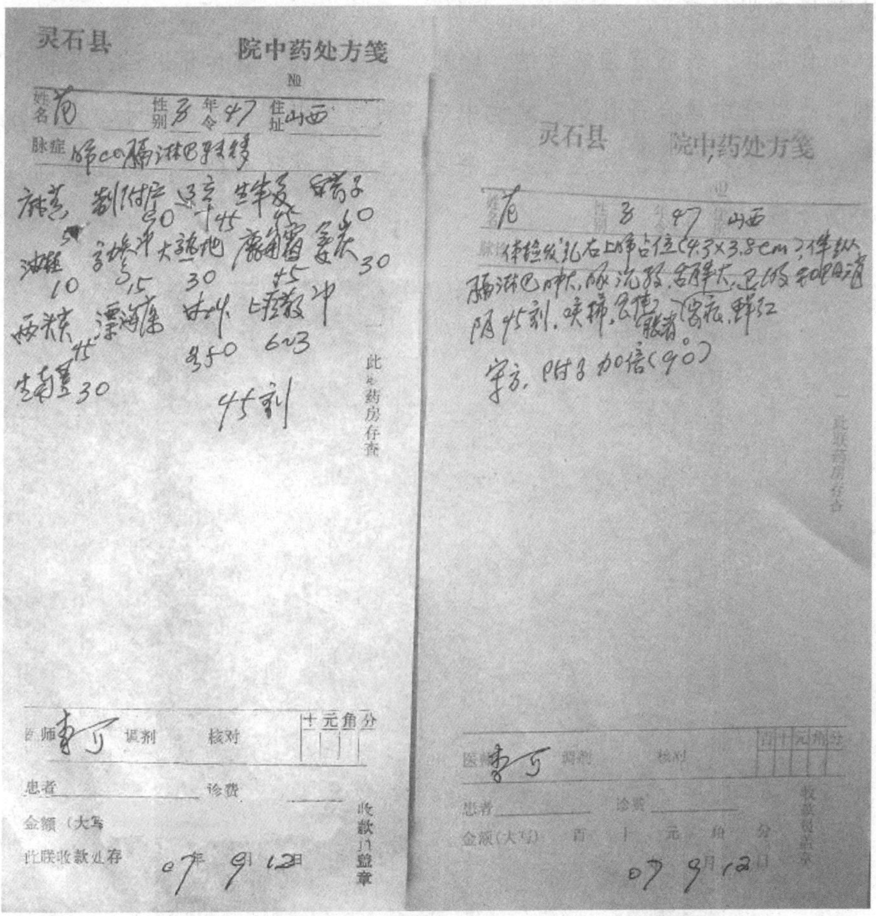

抄方心得

入冬，救太阴保少阴。中医治病的宗旨是“和”。使人和于天道，顺应天地运行之规律，随四时不同而立不同治法，即所谓顺应天时。冬令主藏，《内经》言“冬三月，此谓闭藏，水冰地坼，无扰乎阳，早卧晚起，必待日光，使志若伏若匿，若有私意，若已有得，去寒就温，无泄皮肤，使气亟夺，此冬气之应，养藏之道也。逆之则伤肾，春为痿厥，奉生者少”，故冬时“保少阴”。“保少阴”即是固藏先天肾气。“三阴统于太阴”，补土伏火，伏藏相火于命门。肺病即金气虚，虚则补其母、实其子，故补脾胃之土（金之母）、实其子（肾），即是“救太阴保太阴”之旨。

食纳佳，表明胃强能受纳，脘胀，胃强脾弱，脾运化迟滞，气机不利，故以理中汤合丹参饮，健运中焦，行气理滞。而麻黄主开，宣散肺气，不合冬之藏令，故去之。生半夏、生南星化痰开结。瓜蒌薤白白酒汤荡涤胸中邪气。

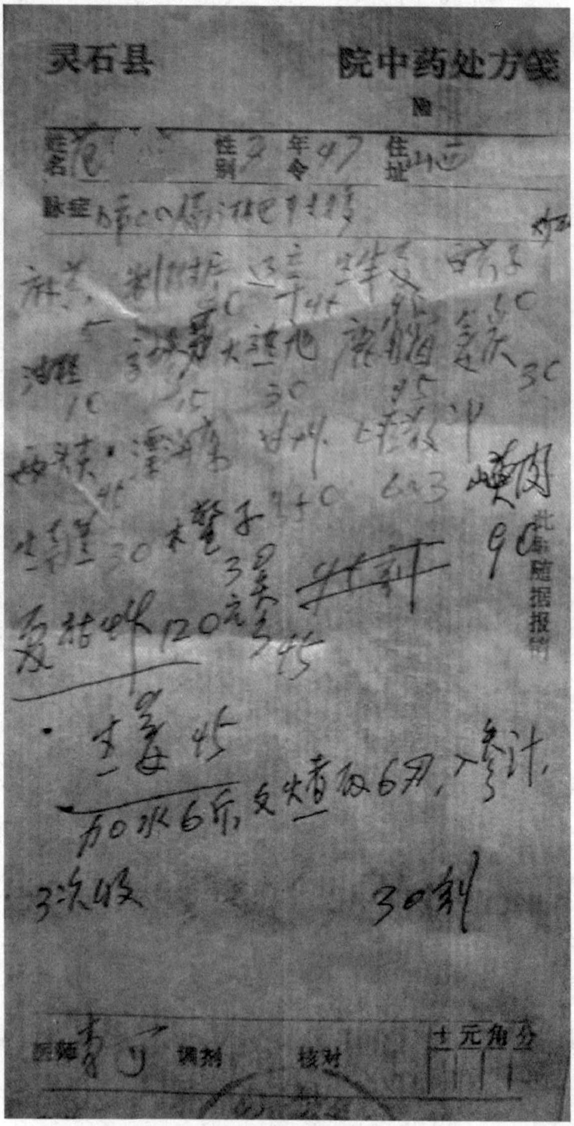
灵石县　　院中药处方笺

姓名　　性别　　年令　　住址

脉症

3次服　　30剂

医师　　调剂　　核对　　十元角分

此单随据报销

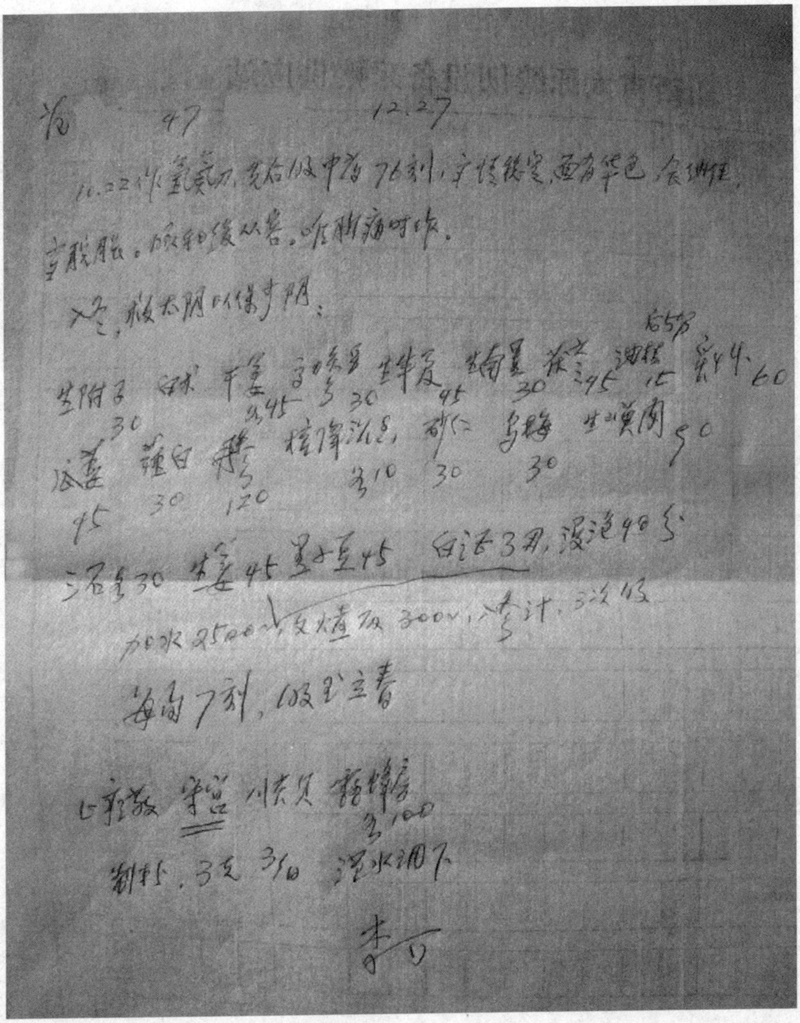

08年2月2日，五诊：平稳向愈。服药期间，前胸后背痛痒难忍，出许多红色斑疹，此为病邪出表，守方加减。去瓜蒌薤白白酒汤，改生附子45g，加漂海藻45g，两头尖45g，大贝20g，散剂加固本散。

抄方心得

许多重病均有出痒疹之排病反应，乃内陷之邪外出，现太阳表症，佳兆。

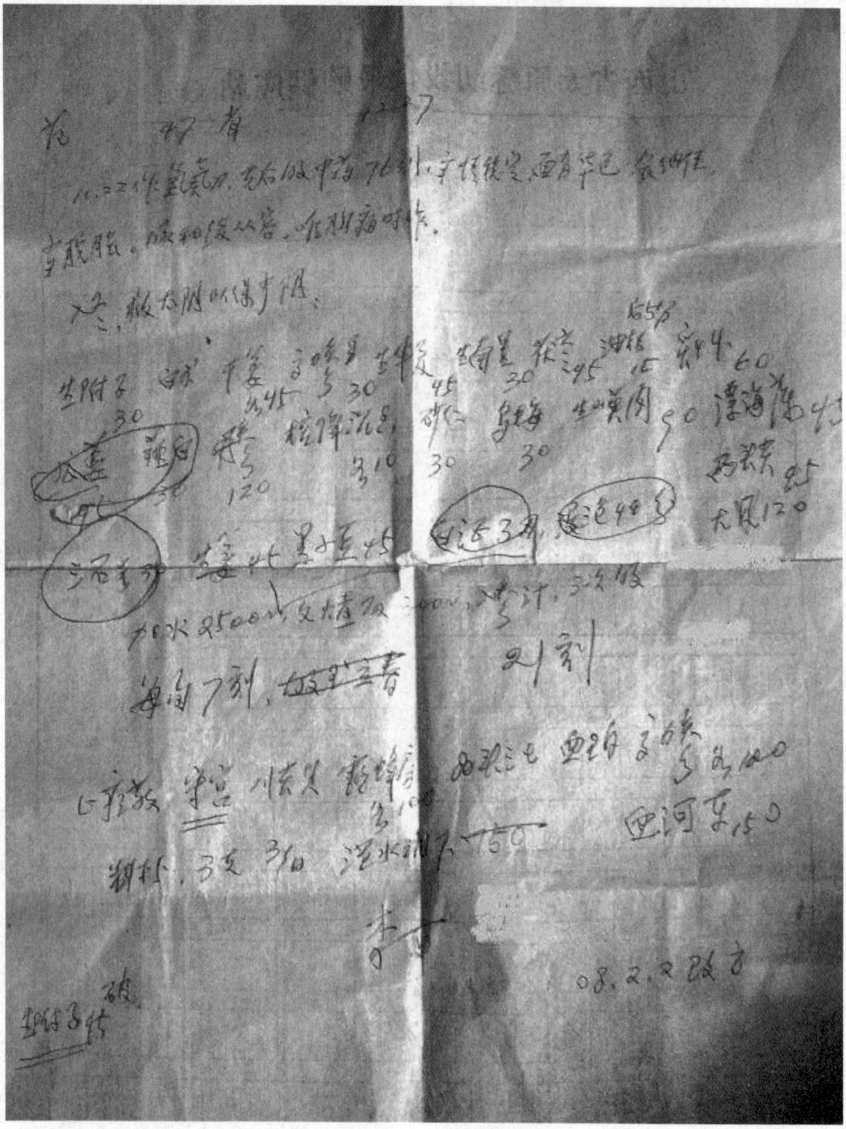
08.2.2改方

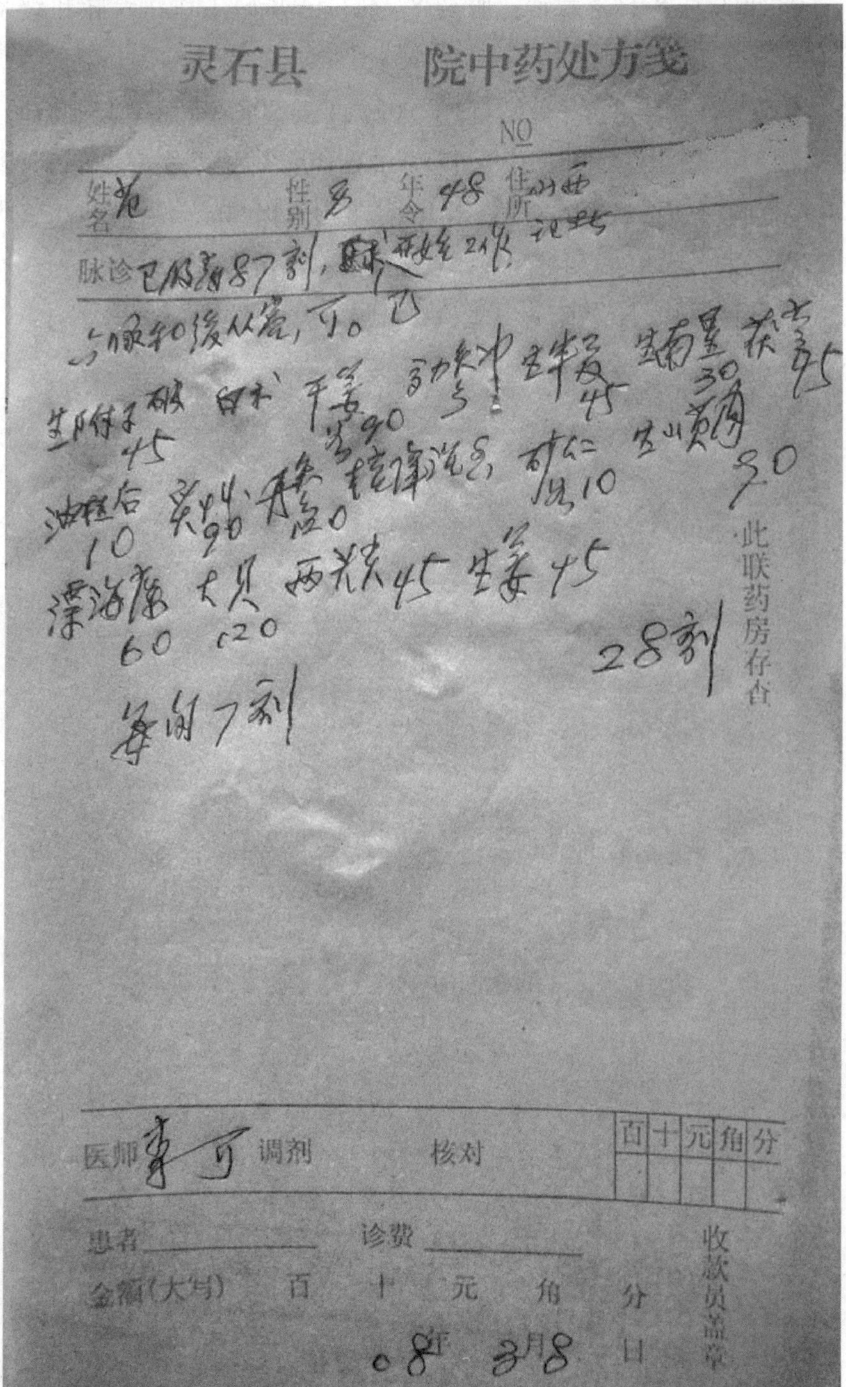
灵石县　　院中药处方笺

NO

姓名　　性别　　年令　　住所

脉诊

此联药房存查

医师　　调剂　　核对

百	十	元	角	分

患者　　诊费

金额(大写)　百　十　元　角　分

年　月　日

收款员盖章

08年3月8日，六诊：服药87剂，已开始工作，六脉和缓从容，可。

处方：生附子45g（破），白术90g，干姜90g，高丽参15g（冲），生半夏45g，生南星30g，茯苓45g，油桂10g（后），炙草90g，丹参120g，檀降、沉香各10g，砂仁米10g，生山萸肉90g，漂海藻60g，大贝120g，两头尖45g，生姜45g，煮法同前。每旬7剂，28剂。

08年4月28日，七诊：CT检查，肺部病灶比前缩小。

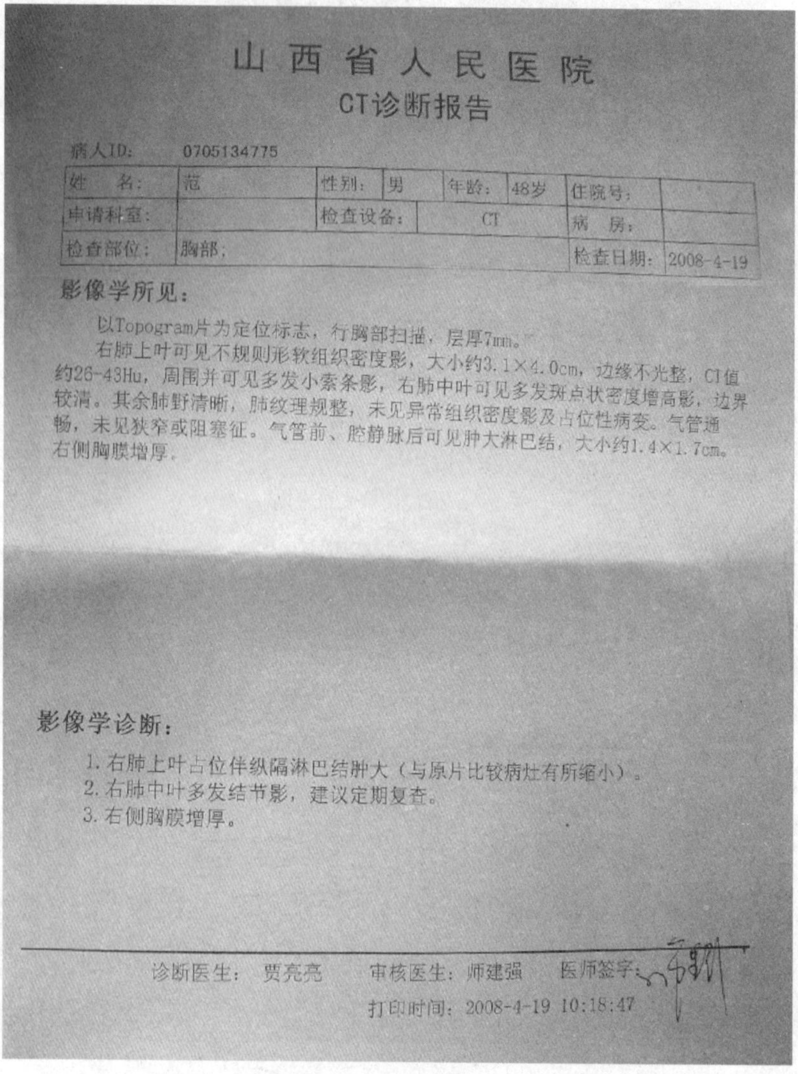

山西省人民医院

CT诊断报告

病人ID：0705134775

姓　名：	范	性别：	男	年龄：	48岁	住院号：	
申请科室：		检查设备：	CT			病　房：	
检查部位：	胸部；					检查日期：	2008-4-19

影像学所见：

以Topogram片为定位标志，行胸部扫描，层厚7mm。

右肺上叶可见不规则形软组织密度影，大小约3.1×4.0cm，边缘不光整，CT值约26-43Hu，周围并可见多发小索条影，右肺中叶可见多发斑点状密度增高影，边界较清。其余肺野清晰，肺纹理规整，未见异常组织密度影及占位性病变。气管通畅，未见狭窄或阻塞征。气管前、腔静脉后可见肿大淋巴结，大小约1.4×1.7cm。右侧胸膜增厚。

影像学诊断：

1. 右肺上叶占位伴纵隔淋巴结肿大（与原片比较病灶有所缩小）。
2. 右肺中叶多发结节影，建议定期复查。
3. 右侧胸膜增厚。

诊断医生：贾亮亮　　审核医生：师建强　　医师签字：

打印时间：2008-4-19 10:18:47

处 方：守方加止痉散 3 ~ 3（冲服）。

08 年 5 月 29 日，八诊：守方。

服后咳嗽减轻，大便频，日 4 至 7 次，胸痛背痛时作。

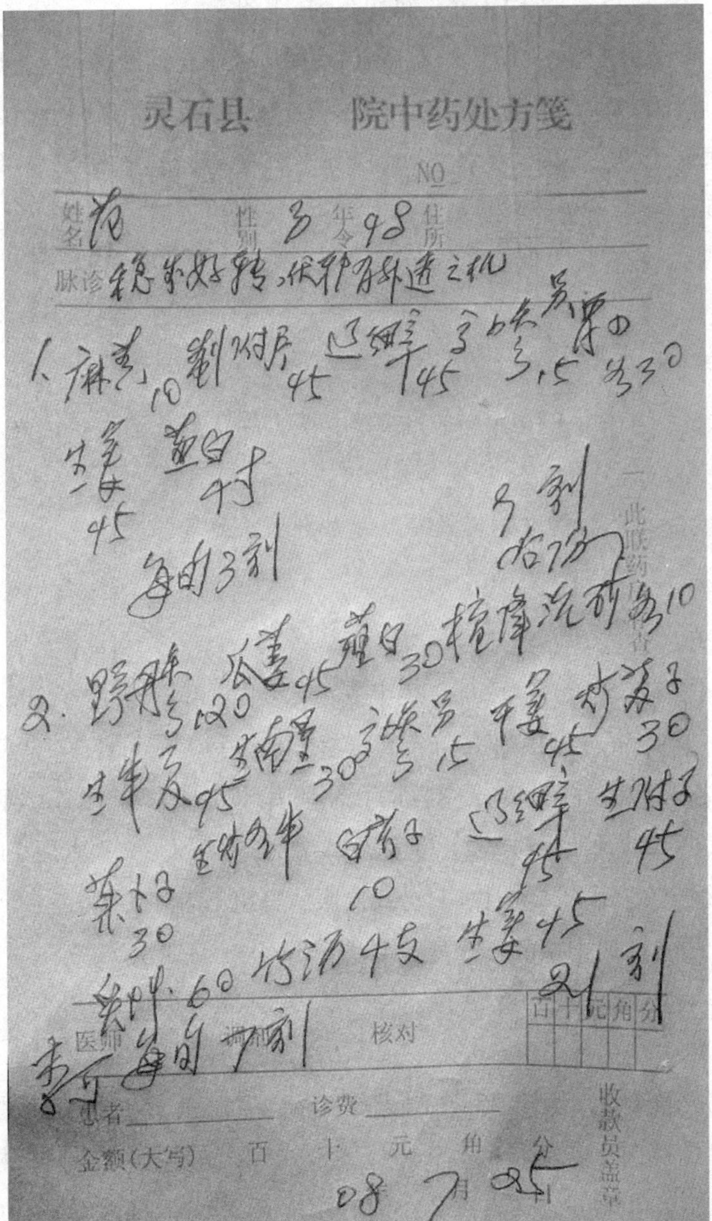
灵石县　　院中药处方笺

NO

姓名　　性别　　年令　　住所

脉诊

医师　　调剂　　核对

百 十 元 角 分

患者　　诊费

金额(大写)　百　十　元　角　分

收款员盖章

08 年 7 月 25 日，九诊：稳步好转，伏邪有外透之机。

处方：

1. 麻黄 10g，制附片 45g，辽细辛 45g，高丽参 15g（另），肾四味各 30g，生姜 45g，葱白 4 寸，每旬 3 剂，9 剂。

2. 野丹参 120g，瓜蒌 45g，薤白 30g，檀降、沉砂各 10g（后 7 分下），生半夏 45g，生南星 30g，高丽参 15g（另），干姜 45g，炒苏子 30g，莱菔子 30g（生、炒各半），白芥子 10g（炒研），辽细辛 45g，生附子 45g，炙草 60g，竹沥 4 支，生姜 45g，每旬 7 剂，21 剂。

服后，咳有痰，偶有粉红色痰，恶心欲呕。

抄方心得

患者主诉咳嗽有痰，胸部出疹痒，痛，即伏邪外透之症，故用麻附细汤托透之法。

肺为肾之本，肺久病必及肾，故加肾四味鼓舞肾气。

08 年 9 月 8 日，十诊。

处方：

1. 漂海藻 50g，炙草 50g，生半夏 45g，干姜 45g，五味子 30g，辽细辛 45g，麻黄 5g，生山萸肉 90g，高丽参 30g（另），三石各 30g，炙紫菀、款冬花各 15g，壳白果 20g（打破），制附片 100g，木鳖子 45g，两头尖 45g，大贝 120g，牡蛎粉 30g，生姜 75g，加水 3000ml，文火煮两小时，去渣，浓缩至 250ml，入参汁，日分 3 次服。每旬 7 剂，21 剂。

2. 固本散加止痉散、守宫各 100g，5g/次，日 3 次。

08 年 10 月 16 日，十一诊。

处方：

1. 炙草 60g，干姜 45g，制天雄 45g，高丽参 15g（另），漂海藻 60g，生山萸肉 90g，肾四味各 30g，生姜 45g，大枣 12 枚 g，核桃 6 枚（打），加水 3000ml，文火煮 2 小时，浓缩至 300ml，3 次分服。每旬 7 剂，21 剂。

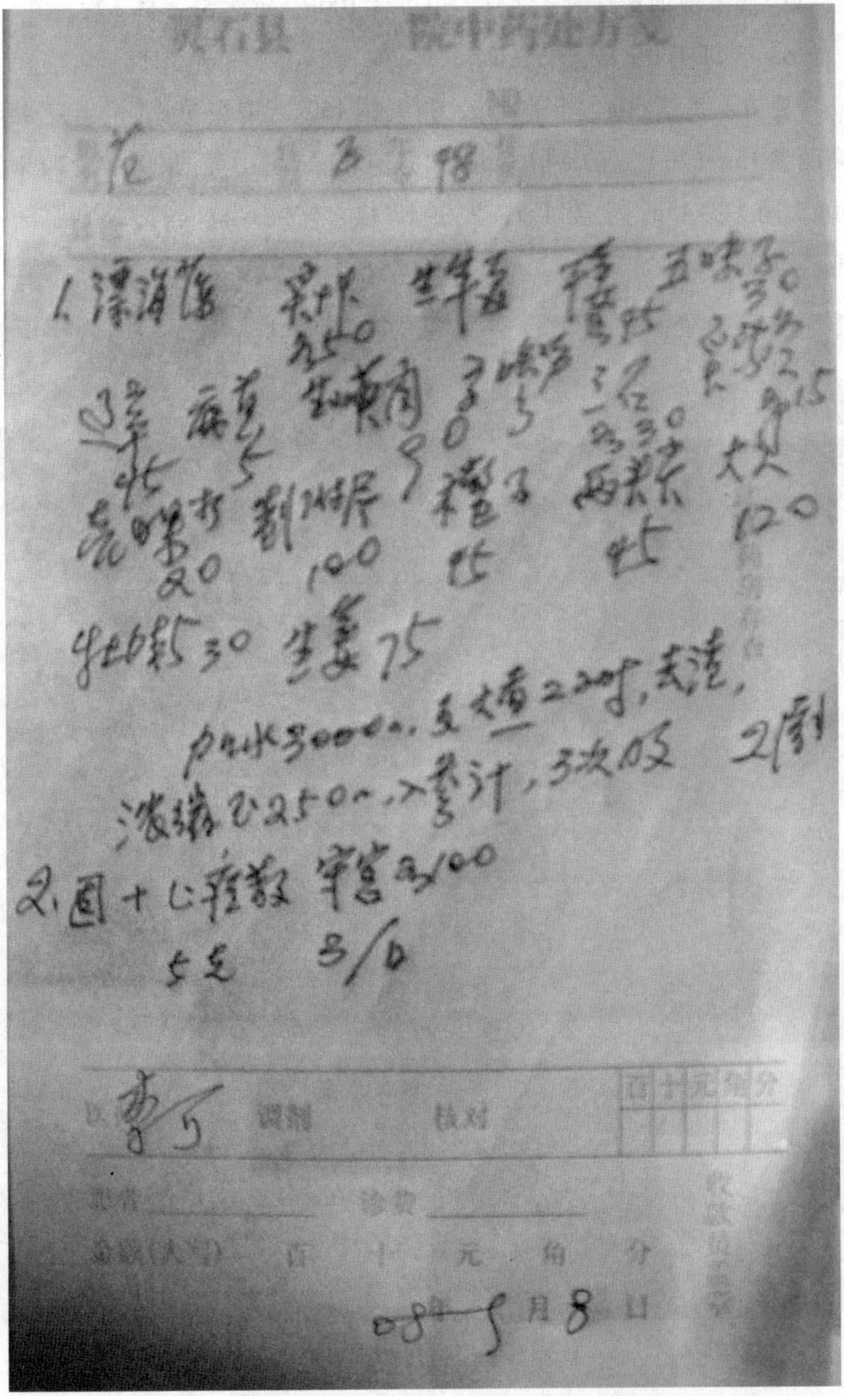

2. 固本散加止痉散、守宫、川贝各100g，每次5g，日3次。

08年11月19日，十二诊。

处方：炙草60g，干姜45g，制天雄150g，姜炭30g，生半夏45g，高丽参15g（另），五灵脂30g，漂海藻60g，生山萸肉90g，肾四味各30g，两头尖45g，生姜45g，大枣12枚，核桃6枚（打），煮服法同前。21剂。

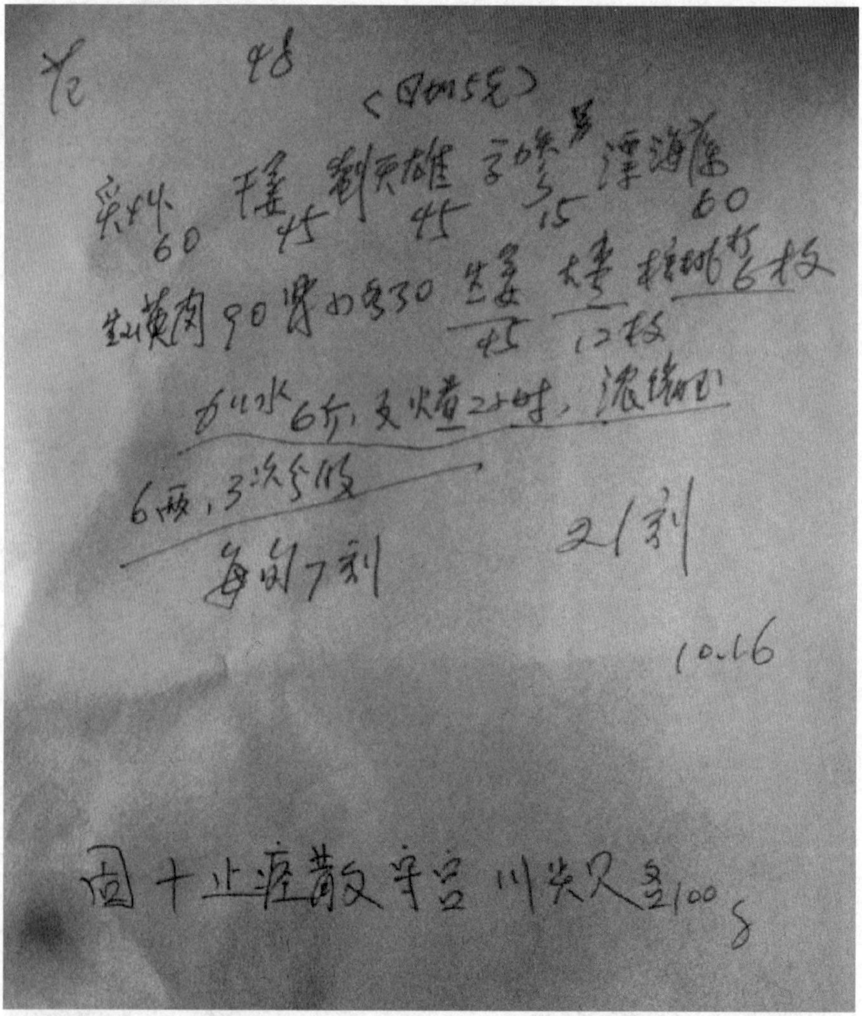

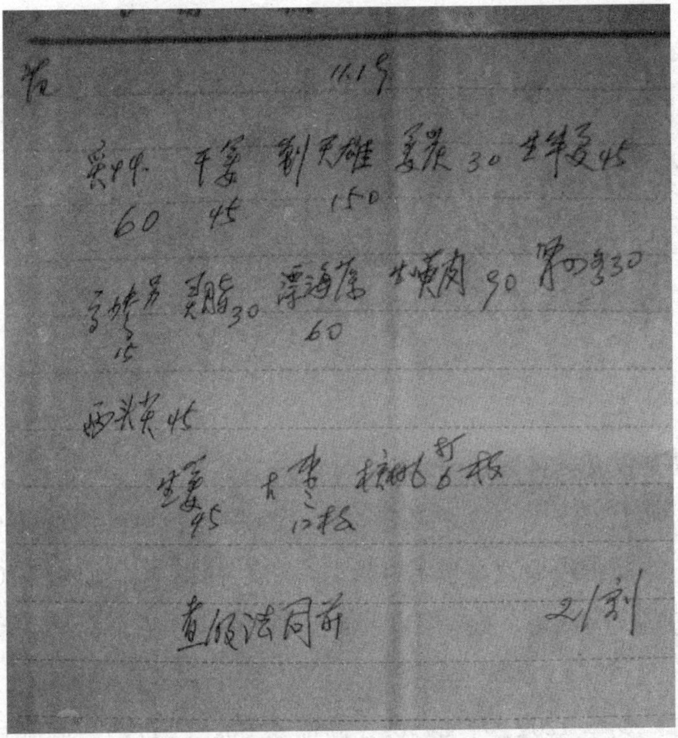

08年12月，十三诊。守方，加丹参、木鳖子各30g。

09年2月18日，再诊，守方。

2009年12月24日，张涵记录并整理

中气伤残，救阳为急

胃癌全切术后一例

——水米不进月余，几无生之可能。

妙手回天，病情稳定。

周某某，女，34岁，河北人。

07年8月10日，一诊：胃癌全切术后半年，化疗后呕逆不能进食，呃噫不止，满腹绞痛，水米不进近月。心动神摇，体重骤降10kg。面色苍黄晦暗，但欲寐。脉微细，舌淡齿痕。中气伤残，肾气不保，救阳为急。

处方：炙草120g，干姜90g，高丽参30g（另炖），制附片100g，白术90g，油桂10g（后），吴茱萸30g，生半夏75g，云苓45g，三石各30g，生山萸肉120g，生姜120g，生姜汁10ml，大枣25枚，加水3500ml，文火煮取450ml，少量多次缓缓呷服。

抄方心得

此病已危重之至，几无生之可能。水米不进近月，体重骤降，已至大肉尽脱之状。重症添呃，是胃气败绝，极其危险之兆。

中医学所言胃气，乃是指后天纳化五谷之脾胃肠——消化系统之功能，胃全切并非胃气全无。

“心动神摇”，心悸动不能自主，如鱼之少水而躁动不安，乃中气大虚之象。

中气乃人一身气机升降出入之动力，“人活一口气”即是指中气。中气为木火金水四象之母，是人身体中的气机圆运动之轴。五脏六腑之气皆是由中气化所生，并由中气不断滋养。中气虚则人整体的功能衰退，中气亡即是“出入废，神机化灭，升降息，则气立孤危”。中气寄于中焦脾胃，脾胃病不能纳谷，中气得不到补充，故中气虚极欲散，出现“心动神摇”及“呃噫”等危象。

“脉微细”，“但欲寐”，乃是少阴病见症，心神弱不能维持身体正常运行，而心神来源于肾中之阳，肾阳虚竭，故谓“肾气不保”。

此时救阳气，补中气乃当务之急。故以破格救心汤救纳心肾之阳，合理中汤以补中气。

“满腹绞痛”，表明中焦气机不利而痛，而“舌淡齿痕”表明是因寒湿阻滞气机。故应治以温阳。

因患者只能少量服药，故恩师处方“小量多次，缓缓呷饮”，一剂药两三天才服完。服后，心悸消失，呃噫、腹痛等症状消失，但欲寐症状亦消失。在服药期间，仍坚持化疗了六个疗程，而体力饮食均能支持。

08年1月2日，二诊：患者自诉左胁时痛，乳房胀痛，偶呃逆，生气后尤甚。易怒，腹中时鸣响，转矢气多。腰痛，腿软，有时头晕。恩师诊为：诸症已退七八，体重回升3kg，左胁时痛，舌脉均较前改观。

处方：制附片100g，油桂10g、沉香10g、砂仁10g（后7分下），生山药60g，云苓45g，泽泻30g，怀牛膝30g，晒参30g，炙草90g，白术90g，干姜90g，苏合香丸2丸，五灵脂30g，肾四味各30g，乌梅30g，每旬7剂，服至立春。煮法同前。30剂。

抄方心得

胃病等许多内科病与情志有关。《内经》：喜则气缓，怒则气逆，思则气结，悲则气消，恐则气下，惊则气乱；怒伤肝、喜伤心、思虑伤脾、忧悲伤肺、恐伤肾。若经常伴随各种烦恼、悲观、厌世、怨天尤人等消极情绪，身体就会产生相应的疾病，这就是情志对身体产生的直接影响。

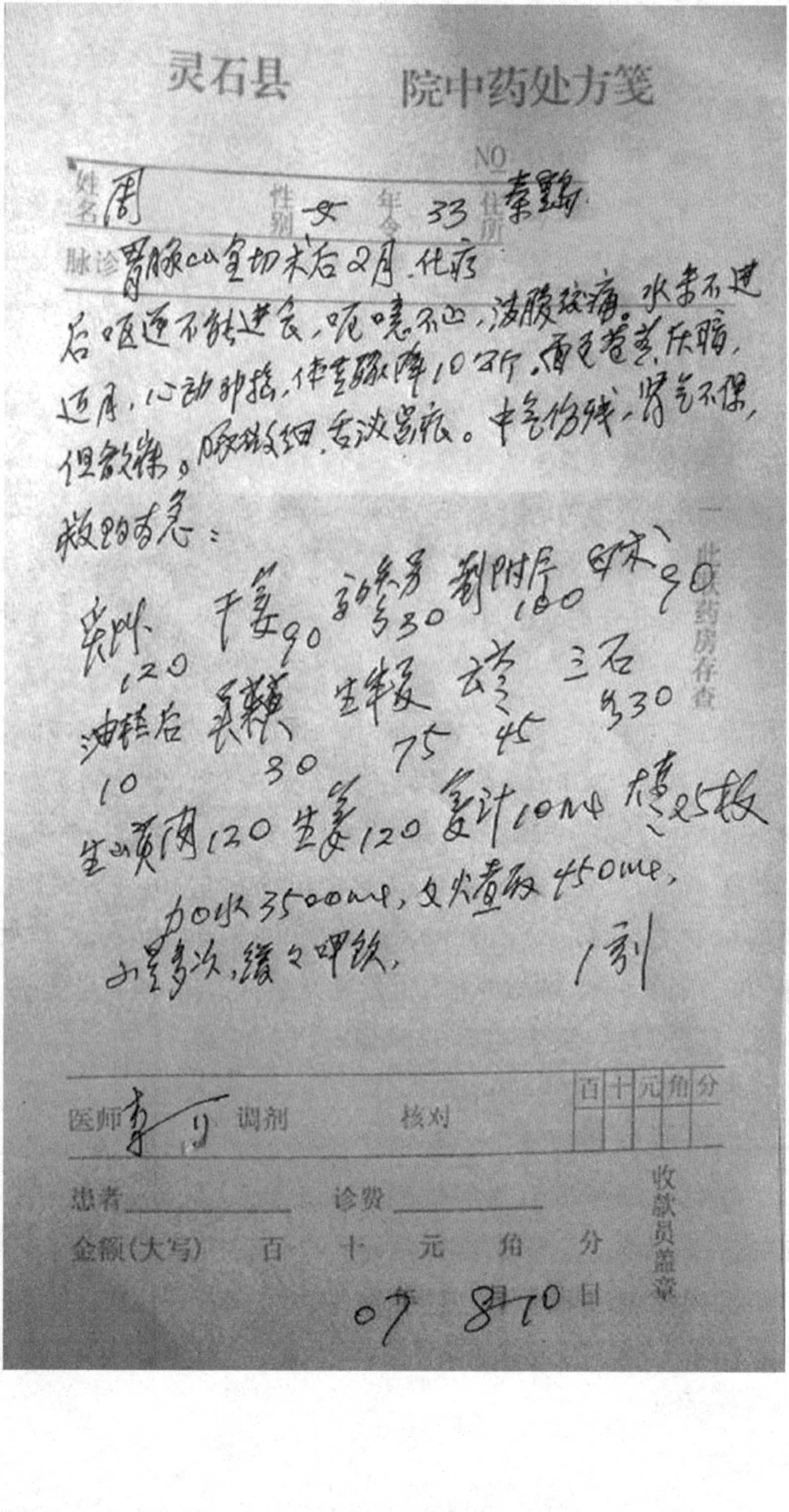

灵石县　　院中药处方笺

NO

姓名 周　性别 女　年龄 33　住所 秦壁

脉诊 胃腺癌全切术后2月，化疗后咽道不能进食，呃噫不止，满腹绞痛，水米不进，近月，心动神摇，体重骤降10公斤，面色苍黄灰暗，但欲寐。脉微细，舌淡齿痕。中气伤残，肾气不摄，救阳为急：

炙草120　干姜90　高丽参（另）30　制附片100　白术90

油桂后10　吴茱萸30　生半夏75　云苓45　三石（另）30

生山萸肉120　生姜120　姜汁10ml　大枣25枚

加水3500ml，文火煮取450ml，小量多次，缓缓呷服。　1剂

医师 李可　调剂　核对

患者＿＿＿　诊费＿＿＿

金额（大写）　百　十　元　角　分

07 8 10

收款员盖章

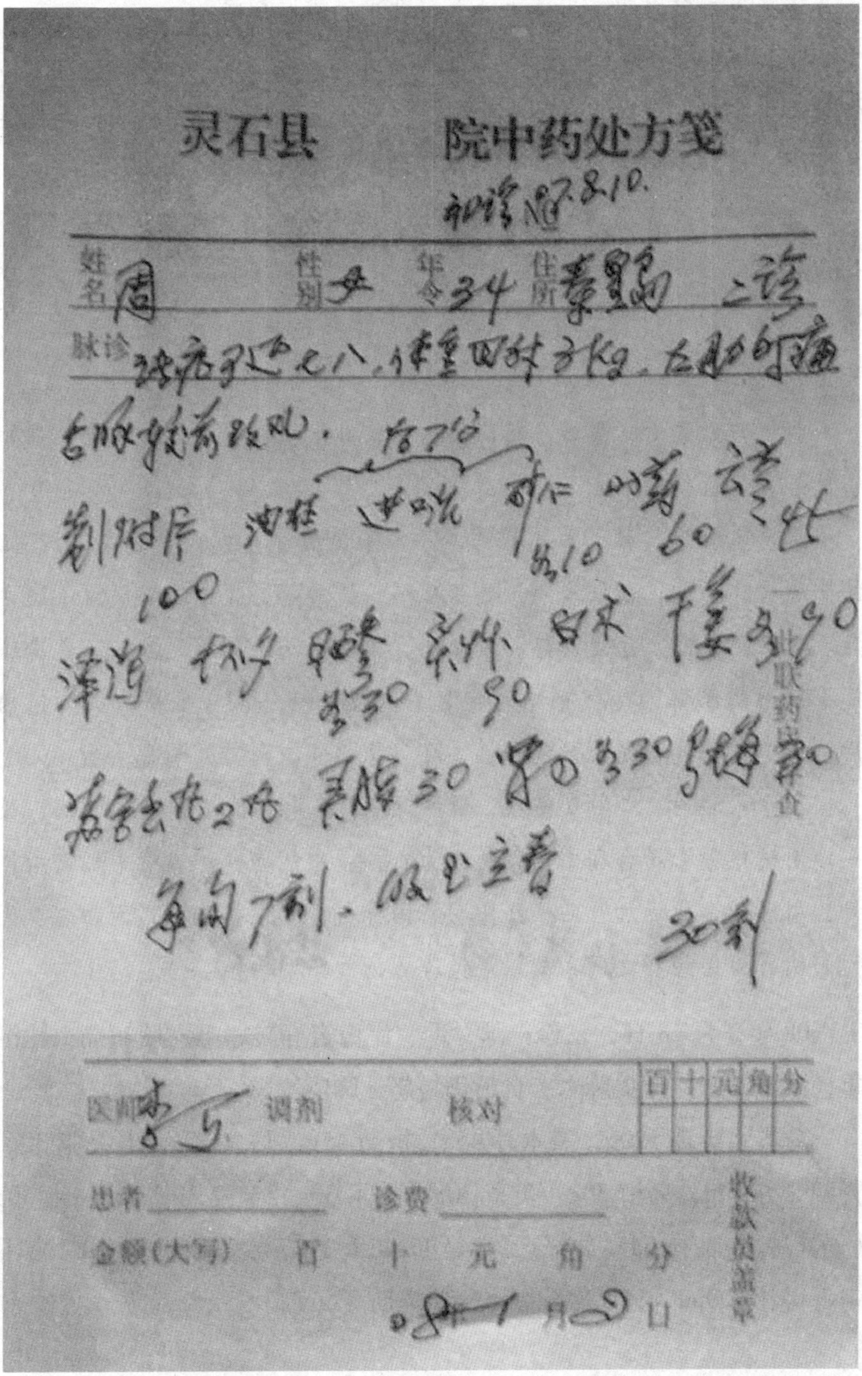
灵石县　　院中药处方笺

姓名　性别　年令　住所

脉诊

医师　调剂　核对

百　十　元　角　分

患者　诊费

金额(大写)　百　十　元　角　分

月　日

收款员盖章

若情志郁结过重，再遇上外邪，就可能患肿瘤病。

“正气存内，邪不可干”。若七情太过，心神不内守，即神思外驰，譬犹君主不在宫城。正气不存于内，内则脏腑不调，病由内起；外则藩篱失固，邪从外生，即“邪之所凑，其气必虚”。

可见一切病皆由人的心情先病，而后身体才病，即彭子所言：“一切病皆本气自病。”健康的身体来自健康的心理、积极的人生观，改变不良心态，纠正性情的偏颇，才是治疗疾病的根本，才是“治病必求于本”。

我曾与她谈心，帮她分析病的内因，她很快能接受这种观点，并知道反省自己性格的缺点。

患者主诉症状属于木气郁结，乙木不能有序生发，横克中土脾胃，故阳明胃亦不降，郁结成有形之癥瘕——胃肿瘤，呃逆亦阳明胃不降之症。甲木不能降，症现易怒。左胁痛，属乙木不升郁结之症状。乳房胀痛，属阳明不降，经气郁结之症。易生气、易怒，与性情有关，但病后，情志已不能自制，形成恶性循环（家族中其母亦患胃癌去世）。

因手术之后，“中气伤残，肾气不保”，此时已不能见病治病，故一诊用破格救心汤合理中汤，救阳为急，救中气为急。二诊中气有所恢复，用温氏奔豚汤加肾四味降阳明、固肾气，仍以扶先后二天为主。因为阳明胃为诸经降之门，故以温氏奔豚汤降阳明为治。

08年2月28日，三诊：脉、舌、症稳定好转，唯左肋时痛。腿沉重，腰膝不舒，指尖麻木。自诉仍易怒，胸闷气憋。

处方：生芪120g，黑木耳45g，杭芍45g，晒参30g，五灵脂30g，肾四味各30g，乌梅30g，炙草30g，白术30g，干姜30g，砂仁米30g（姜汁炒），油桂6g（冲服），生姜45g，大枣12枚，核桃6枚，2煎混匀，得汁600ml，日3次分服。每旬7剂。21剂。

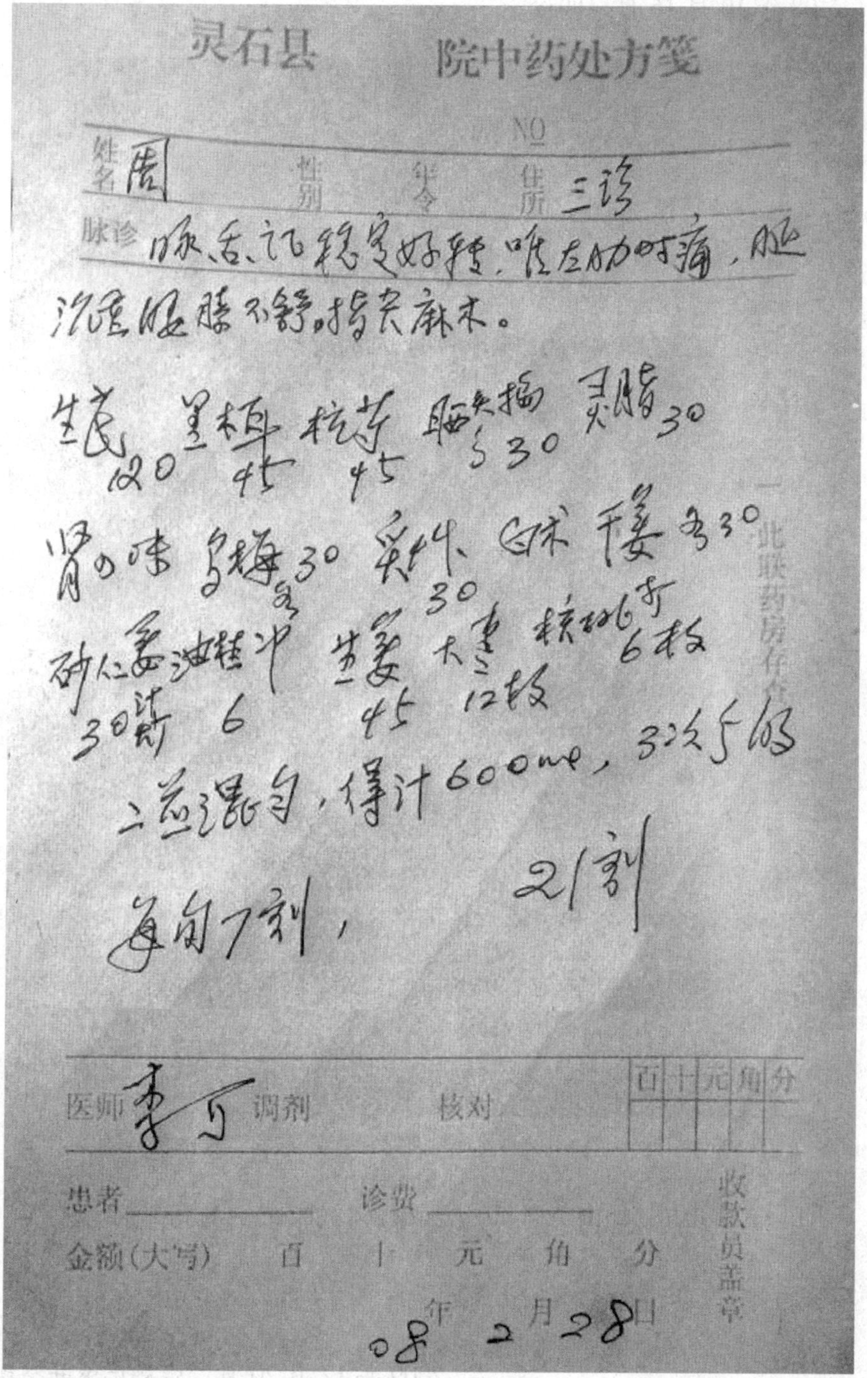
灵石县 院中药处方笺

NO

姓名 周　性别　年令　住所 三诊

脉诊

医师　调剂　核对

百	十	元	角	分

患者　诊费

金额（大写）　百　十　元　角　分

年　月　日

收款员盖章

一、此联药房存查

08年10月16日，四诊。

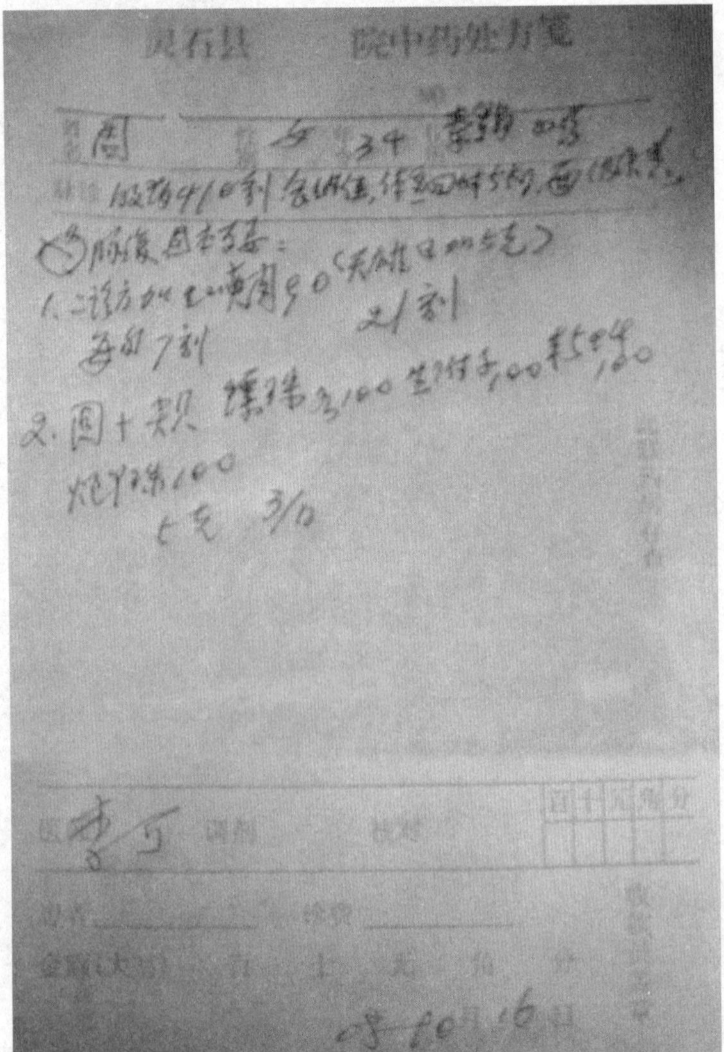

处方：

1. 守二诊方，加山萸肉90g，天雄（日加5g），每旬7剂。21剂。

2. 固本散。

2009年12月20日，张涵记录并整理

肝肾同源，培元固本

肝癌一例

——中途停药换医致病情反复，现已基本痊愈。

曾某某，男，32 岁，四川人。

02 年 8 月，西医检查发现肝癌并手术切除，02 年 11 月局部介入化疗后服某抗癌药，致手脚虚冷，便溏，易疲劳。

05 年 10 月，于南宁，恩师为诊两次，后经刘力红博士为其治疗，诸症均好转，一直服用培元固本散。

07 年 2 月因路远，寻求别医治疗，停服固本散。服药 400 余剂，方中多用青皮、陈皮至 15g，现腰痠脚软、步履沉重、疲困。

08 年 4 月 28 日，于灵石一诊：02 年肝癌术后，予温化托透，改固本，病情向愈，后于 07 年 2 月嘱停固本散，出现反弹，服药 400 余剂，每剂有青、陈皮 15g，日渐不支。08 年又服固本散，又改善。脉沉细弱，舌淡红齿印，腰痠膝软，中气下陷。

处方：生芪 500g，高丽参 9g（冲），肾四味各 30g，制附片 100g，干姜 90g，炙草 60g，生山萸肉 90g，三石各 30g，生姜 45g，大枣 12 枚，核桃 6 枚（打），每旬 7 剂，服至立秋。21 剂。

抄方心得

患者脉沉细弱，乃中气虚陷于下。黄芪能补中气，其气偏升。

黄芪补中气亦并非在胸中补进一团气如气球之状。黄芪能升肝脾之气，左边能升则中气旋转加快，五谷之气与肺中宗气、下焦元气合而生中气。

中气并非有一团固定之气，而是不可见之一气旋，其形如旋涡，旋涡之中心下降，即是胃气，胃之所以能降缘于此旋涡，中气旋转才有气之升降浮沉，形成四维（木火金水）之气，故曰“人之有生先有中气”。试观杯中之水，旋之则有升降浮沉，“远取诸物、近取诸身”，医学之理自明矣。中气虚则旋转之力减，症见疲困、腰膝痠软、气短神疲。此例中气之虚缘于耗散过多，如多用开破耗气之药，则更虚其中气，以至于下陷。

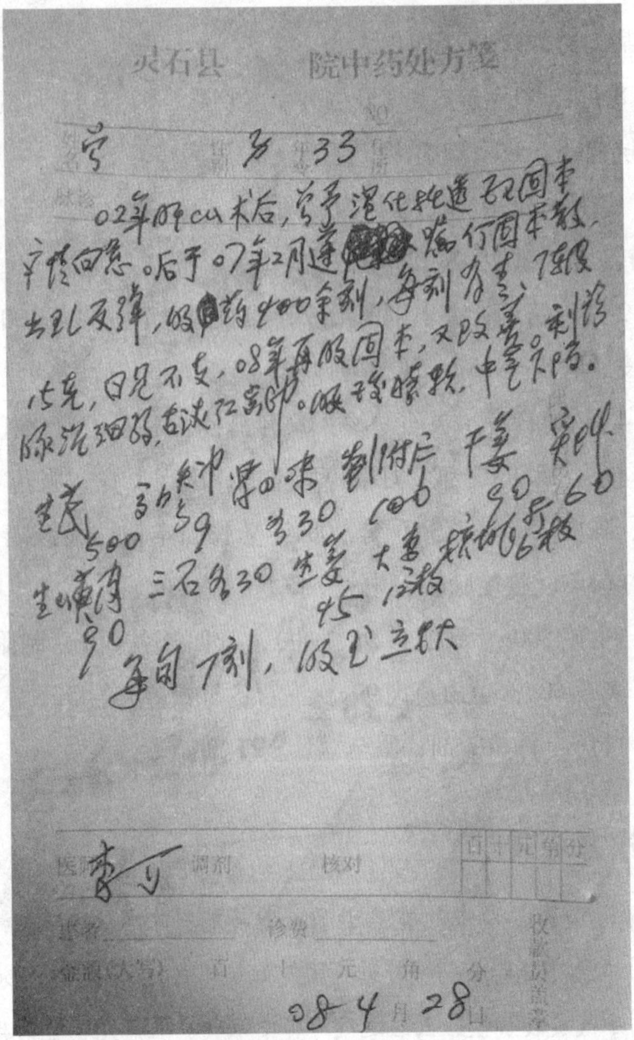
灵石县　　院中药处方笺

NO

02年肝CA术后

三石各30

每日1剂，服至立秋

医师　李可　调剂　核对

百 十 元 角 分

药价　诊费

金额(大写)　百　十　元　角　分

收款员盖章

08 4 月 28 日

08 年 8 月 10 日，二诊：患者主诉，前方服后，诸症好转，睡眠佳，食纳佳，精神转佳，腰膝均好转。服至 8 月份，有胸闷感，停药。

处方：守方加白术 30g，生山药 60g，油桂 3g（冲服），每旬 7 剂，21 剂。

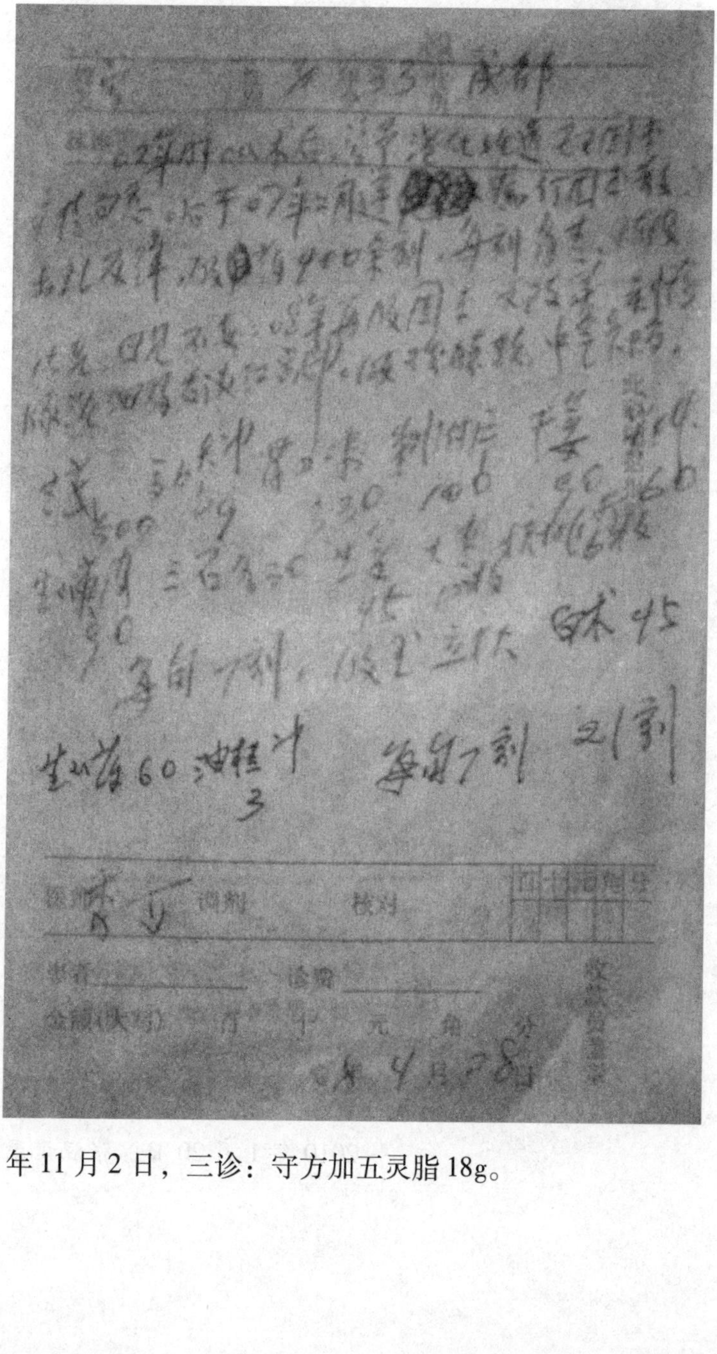

08 年 11 月 2 日，三诊：守方加五灵脂 18g。

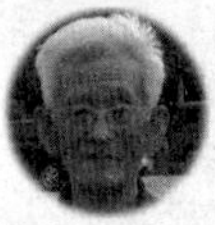
灵石县　　院中药处方笺

NO

姓名　性别　年令　住所 成都

脉诊

白术45

医师　调剂　核对

患者　诊费

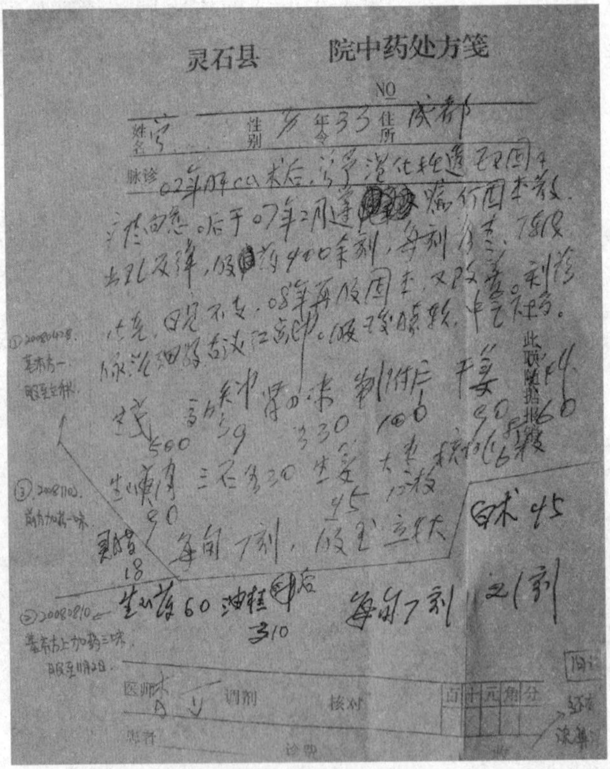

09 年 12 月 31 日又于广州求诊于恩师，其病已基本痊愈，处方巩固。

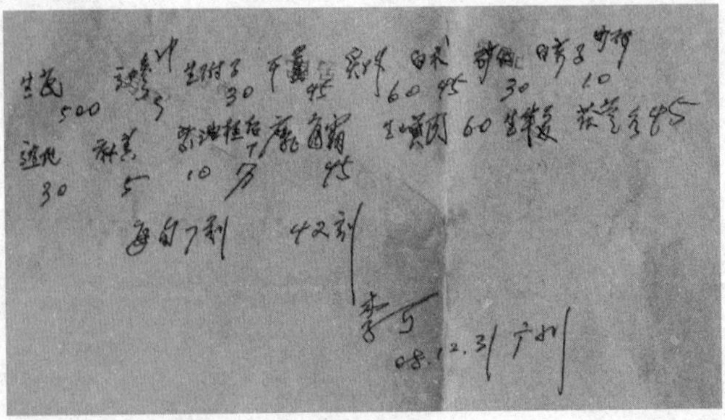

2010 年 1 月 20 日，张涵记录并整理

三焦相溷，治通肠痈

胰头癌一例

——发病急，来势猛，一年之内十九诊。

吴某某，女，52 岁，山西人。

07 年 8 月 8 日，于山西二院剖腹探查，胰头腺癌已肝转移，与肝动脉血管及周围脏器广泛粘连，已无法手术，仅予以吻合。

07 年 9 月 2 日，一诊：瘦怯，便燥干结如羊矢，脉沉急。

我见到患者面色灰暗阴黄，体瘦，神怯气弱甚，不能行动。患者自诉腹痛甚，伤口不愈合，渗出血水。

处方：制附片 45g，败酱草 120g，生苡仁 45g，漂海藻 45g，甘草 45g，止痉散 3 ~ 3（冲），大贝 120g，元参 45g，两头尖 45g，木鳖子 30g，晒参 30g，五灵脂 30g，白芷 10g（后 5 分），加水 3000ml，文火煮 2 小时，取 300ml，日分 3 次服。5 剂。

抄方心得

胰腺癌发病很急，西医言生存期很少能超过 3 个月。我未见到中医古文献有胰腺的记载，近代贤哲有归于肝，有归于脾，我个人认为：症如《伤寒论》中“三焦相溷”之症相类，应是三焦上下内外皆不通，气机升降乖乱而成痈疽。脾胃肝胆升降失常，肝木之气横逆克脾，胆木不降逆则发黄。肝胆之气有龙雷之性，故发病急，势凶猛。

“大便燥结如羊矢”，阳明不降，上下焦不通，致阴液不能滋养大肠。

“脉沉急”，正气虚，邪气实。

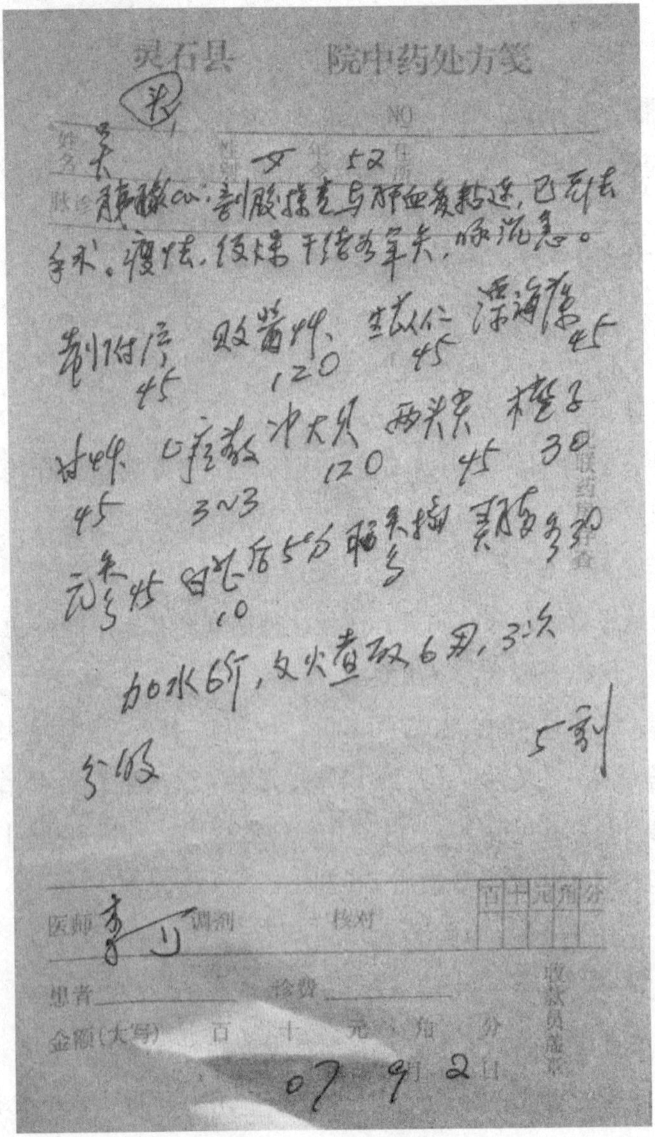

《伤寒论》薏苡附子败酱散方治肠痈脓已成，与攻癌汤变方合方。

07 年 9 月 8 日，二诊：前方 5 剂，痛及渗出止，食纳转佳，胃气来复。守方。5 剂。

07 年 9 月 14 日，三诊：守方，加茵陈 45g。5 剂。

抄方心得

凡服药后食纳转佳，即是治疗有效的佳兆，胃气来复，能化五谷，则能补充中气，一身气机生化有权。

茵陈蒿——升肝木除湿热，治发黄。

07 年 9 月 20 日，四诊：食纳佳，除缝合处微痛外，余无不适。舌淡紫，满舌裂纹纵横如龟背。守方，制附片增至 90g，漂海藻、甘草各 50g。5 剂。

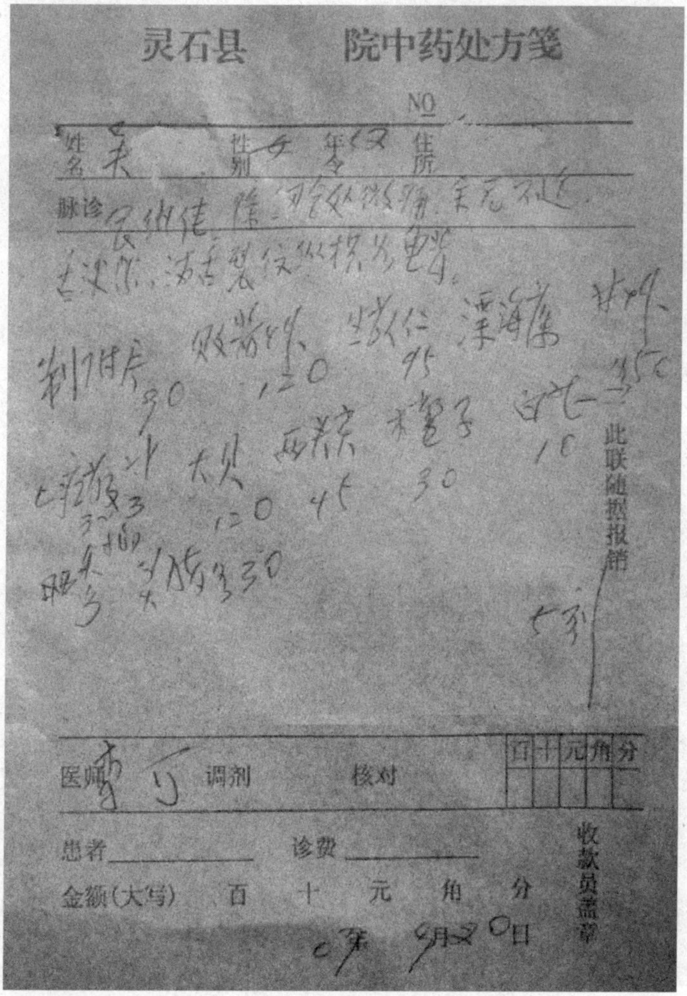
灵石县　　院中药处方笺

NO

姓名　性别　年令　住房

脉诊

此联随据报销

医师　调剂　核对

百 十 元 角 分

患者　诊费

金额（大写）　百　十　元　角　分

日

收款员盖章

服后又守方，再10剂。

07年10月8日，五诊：已服30剂，面色由萎黄转红润，食加，稳步向愈。

处方：漂海藻50g，甘草50g，止痉散3~3（冲），生苡仁45g，制附片45g，败酱草120g，生芪120g，两头尖45g，大贝120g，木鳖子30g，晒参30g，煮法同前。5剂。

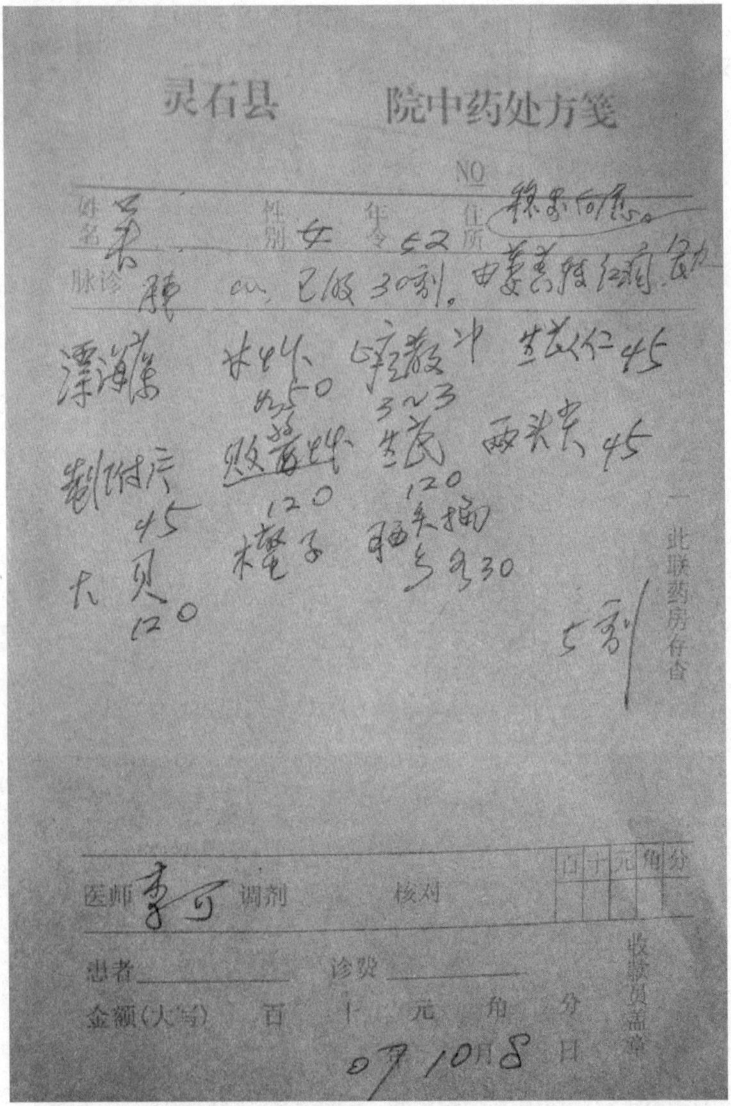
灵石县　　院中药处方笺

NO

姓名　　性别 女　年令 52　住所

脉诊　已服30剂。由萎黄转红润 食加

漂海藻 50　甘草 50　止痉散 冲 3~3　生苡仁 45

制附片 45　败酱草 120　生芪 120　两头尖 45

大贝 120　木鳖子　晒参 30

5剂

医师 李可　调剂　　核对

百 千 元 角 分

患者　　诊费

金额(大写)　百　十　元　角　分

07 10月8日

此联药房存查

收款员盖章

07 年 12 月 29 日，六诊：冬至后，导龙入海，补土伏火。

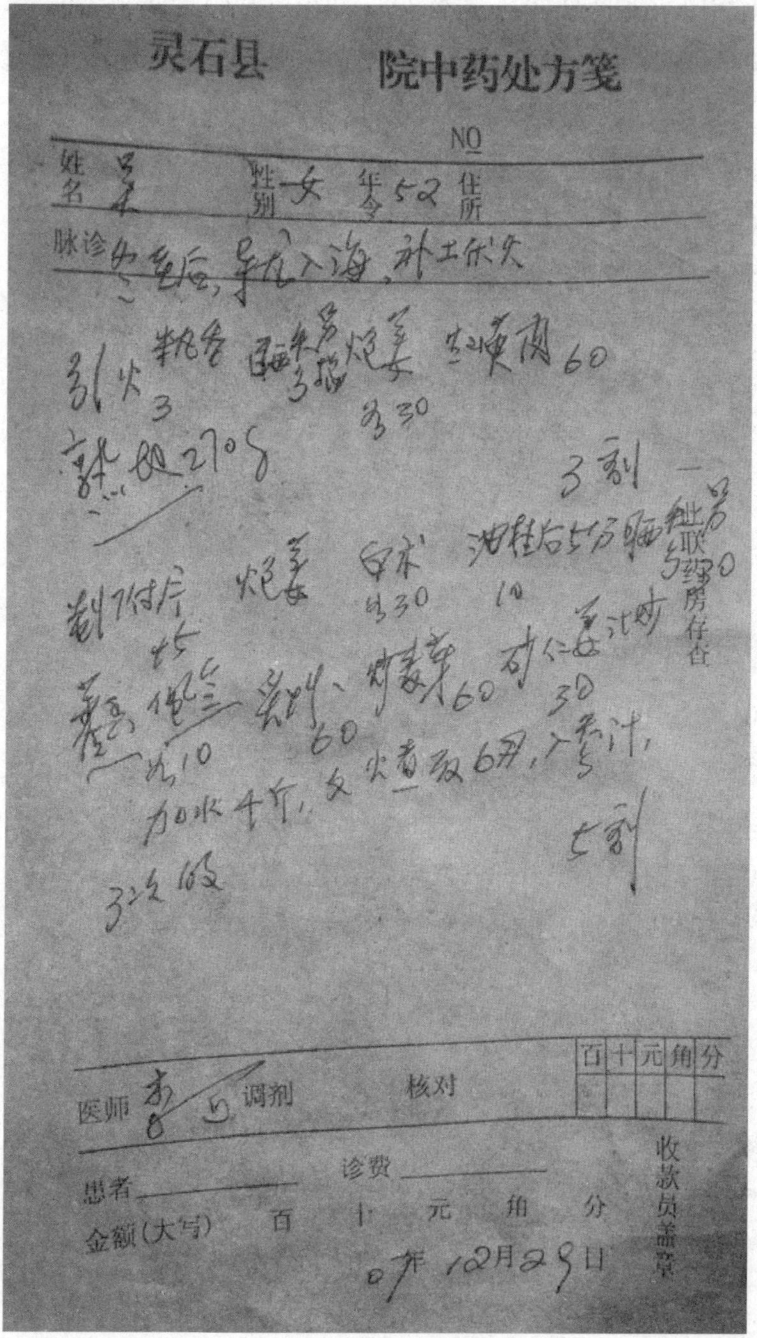
灵石县　　院中药处方笺

NO

姓名　　性别 女　年令 52　住所

脉诊 冬至后，导龙入海，补土伏火

3剂

5剂

医师　　调剂　　核对

百　十　元　角　分

患者　　诊费

金额(大写)　百　十　元　角　分

07年 12月29日

收款员盖章

处方：

1. 引火汤加晒参30g，炮姜30g，生山萸肉60g，熟地270g，3剂。

2. 制附片45g，炮姜30g，白术30g，油桂10g（后），晒参30g（另），藿香、佩兰各10g，炙草60g，炒麦芽60g，砂仁米30g（姜汁炒），加水2000ml，文火煮取300ml，入参汁，日分3次服。5剂。

抄方心得

“导龙归海”，冬令主藏，冬至后，一阳生，有阳根拔起之虞，故用引火汤益水之源，滋阴以配阳。

“补土伏火”，相火右降曰伏。相火之降赖中气之运旋，而中气寄于脾胃，故理中焦即是“补土伏火”，不唯能伏火，因中土（中气）为四象之母，亦能调和木火金水（四象），在此用理中汤加味，藿香佩兰，芳香能化浊气。加砂仁即是郑钦安潜阳丹之意，固摄阳气使安于下。

08年1月10日，七诊：已服药150剂，平稳向愈，固本以防复发。

处方：固本散600g，止痉散50g，野蜂房50g，守宫100g，大海马50g，制粉，温水调服。3g/次，3次/日。

08年2月28日，八诊：发热，溲黄，胃堵，面黄灰暗。

处方：茵陈90g，桂枝45g，白术45g，云苓45g，晒参30g，猪苓30g，泽泻30g，乌梅30g，炙草30g，木鳖子45g，制附片45g，生苡仁45g，败酱草120g，生半夏45g，生姜45g，加水2500ml，文火煮取300ml，日分3次服。5剂。

抄方心得

变症又起，病势有复发之兆。胰癌病难治，不同于一般的气机失常。现代医学界尚无病因病机之定论，从中医学角度论之，此病如同有生命的寄生虫，控制人的气血，阻滞人的经脉。若用现代医学之理念治疗，或切或化疗放疗，正气很快就会衰竭，大多数很快复发直至不治。若用中医“和”的理念，带病共存也是一种思路，但若是来势凶猛之至，又无不得不对其进行制约，唯活用扶正与祛邪。

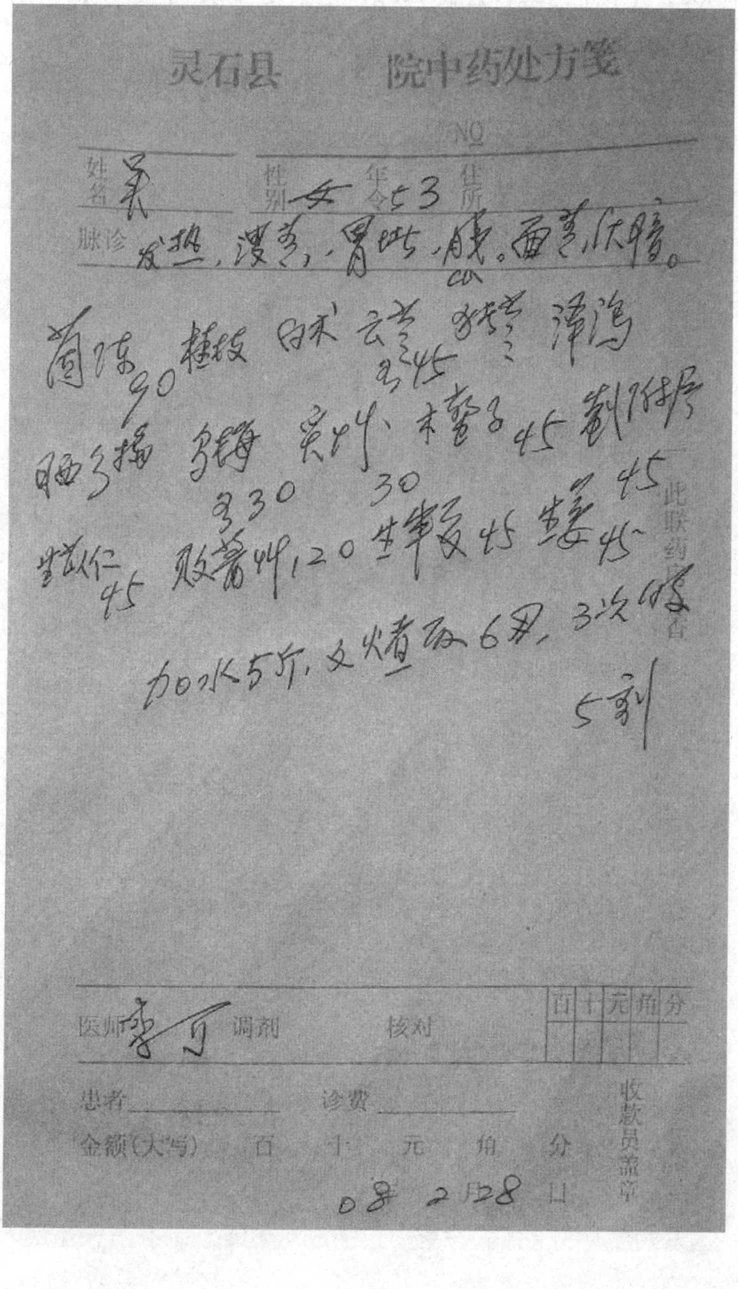
灵石县　　院中药处方笺

NO

姓名　性别 女　年令 53　住所

脉诊

茵陈30　桂枝　白术　云苓　猪苓　泽泻

败酱草120

加水5斤，文火煮取6两，3次服

5剂

医师　调剂　核对　百　十　元　角　分

患者　诊费

金额(大写)　百　十　元　角　分

08 2 28 日

收款员盖章

此联药房存

08年3月5日，九诊：灰黄退去七八，胃气来复，食纳大增。

处方：茵陈90g，桂枝45g，白术45g，云苓45g，猪苓30g，泽泻30g，高丽参15g（另），五灵脂30g，乌梅30g，炙草30g，木鳖子45g，制附片45g，生苡仁45g，公英120g，生半夏45g，生姜45g。5剂。

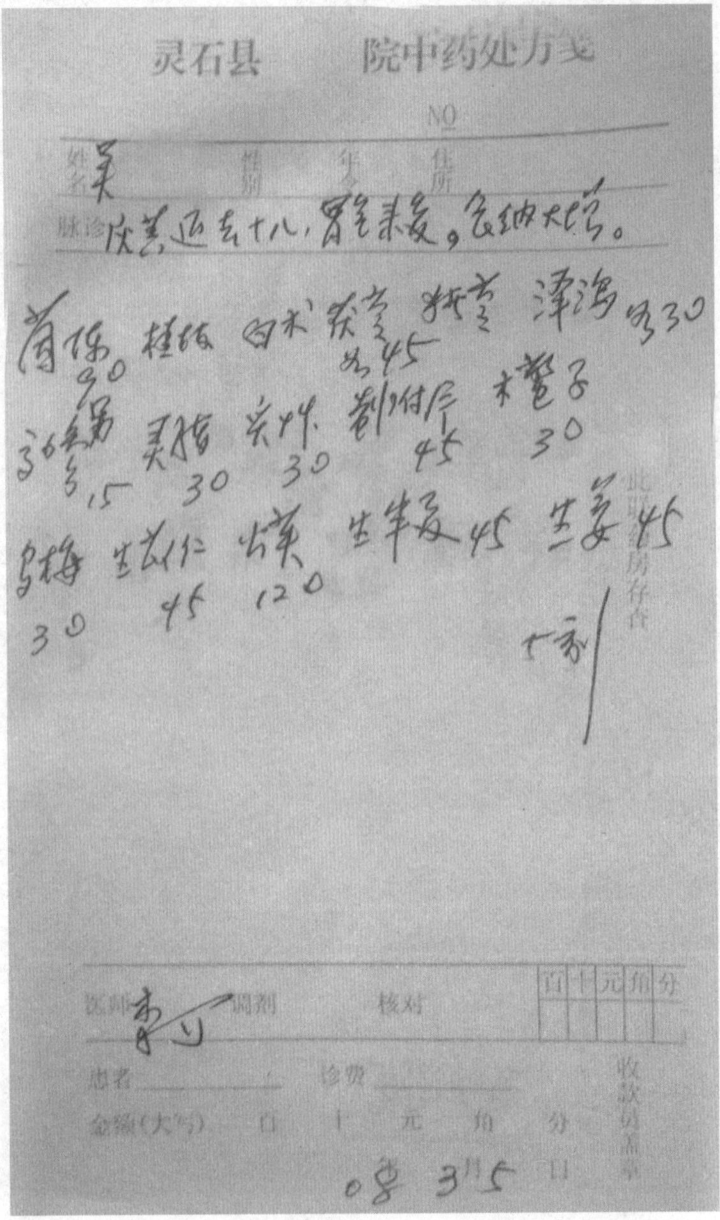

08年3月16日十诊：黄疸退净。诸症十退八九。

处方：茵陈45g，桂枝45g，白术45g，茯苓45g，猪苓、泽泻各30g，晒参45g，五灵脂30g，炙草60g，油桂10g（后），木鳖子30g，两头尖45g，公英120g，制附片100g，生姜45g，5剂。

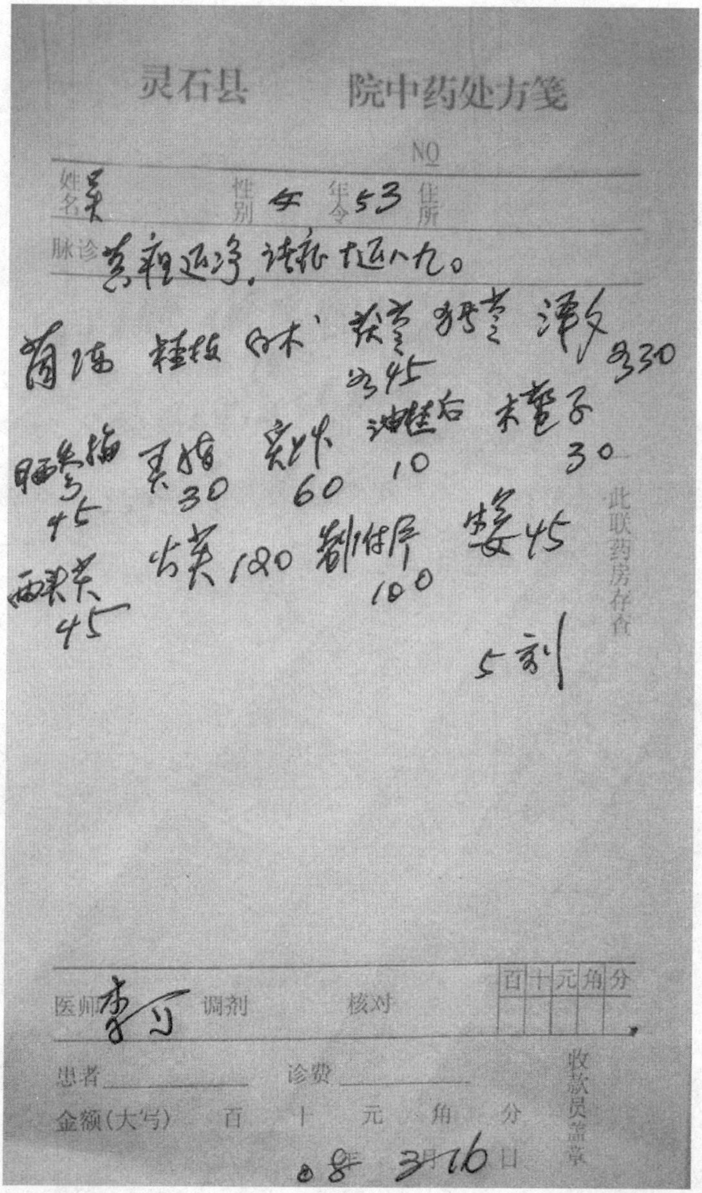

灵石县　　院中药处方笺

NO

姓名　　性别 女　年令 53　住所

脉诊

5剂

医师　　调剂　　核对　　百 十 元 角 分

患者　　诊费

金额(大写)　百　十　元　角　分

08 3月16日

此联药房存查

收款员盖章

08 年 3 月 30 日，十一诊：守前方，加海藻 60g，生芪 120g，肾四味各 30g，生姜 45g，大枣 12 枚，核桃 6 枚（打）。5 剂。

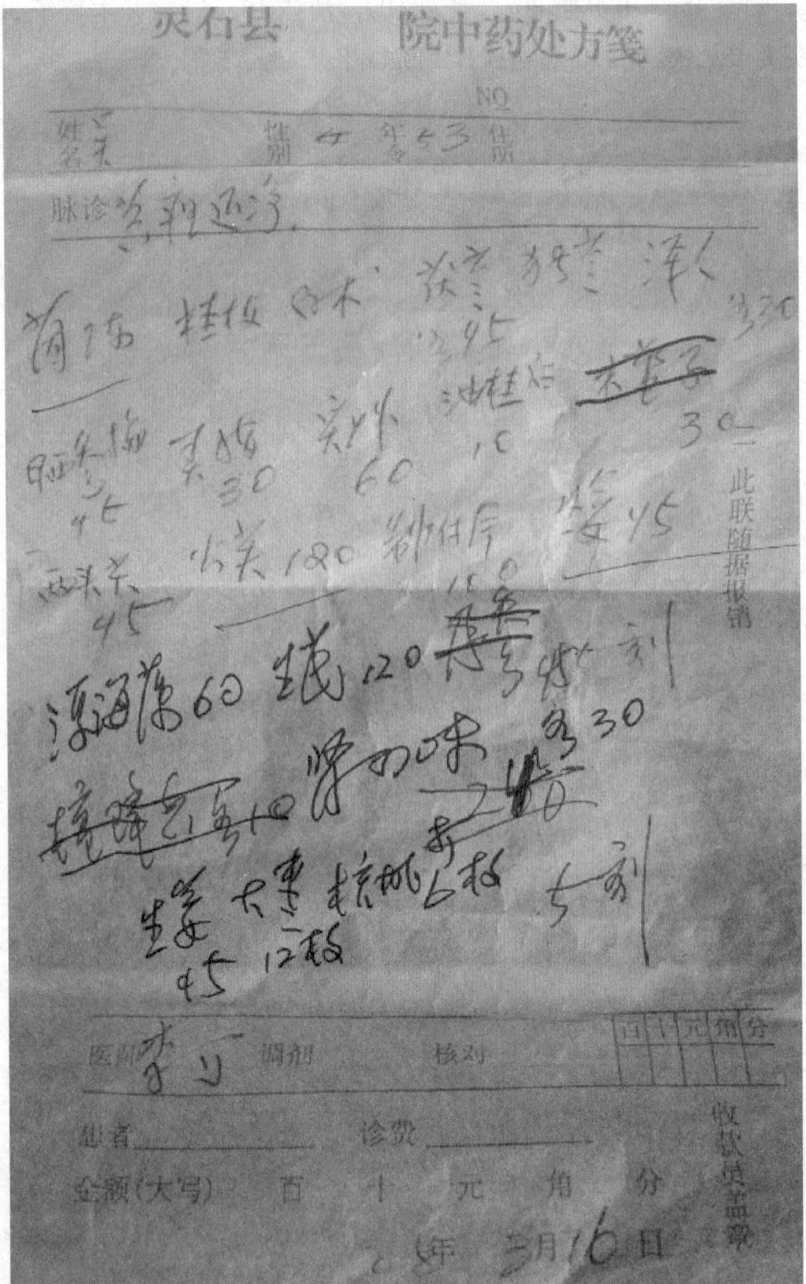

08 年 5 月 6 日，十二诊：守方。5 剂。

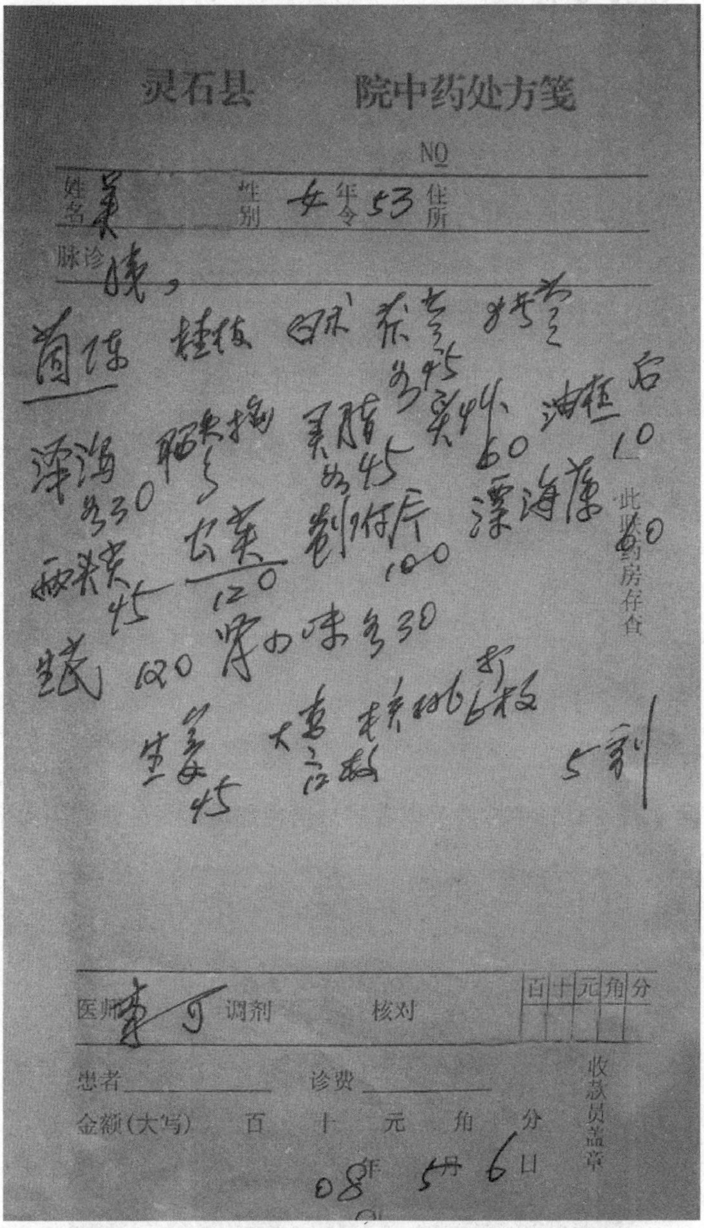
灵石县　　院中药处方笺

NO

姓名　　性别 女　年令 53　住所

脉诊

此联药房存查

5剂

医师　　调剂　　核对　　百 十 元 角 分

患者　　诊费

金额(大写)　百　十　元　角　分

08 年 5 月 6 日

收款员盖章

08 年 5 月 20 日，十三诊：守方续用。

08 年 6 月 7 日，十四诊：守方续用。

抄方心得

恩师于5月30日因诊务劳累过度，出现身体麻木等中风症状，右手不能握箸，正服药调养。直至09年12月仍在疗养中，无法正常应诊。

患者仍登门求医，拒之不忍，恩师不得不在病中为病人诊病，仁慈之心，令人感动。以下数次处方，书于片牍之上，于字迹中可见书写时之吃力，触目不仅心中恻然。

08年6月27日，十五诊：恩师在病中为处方。

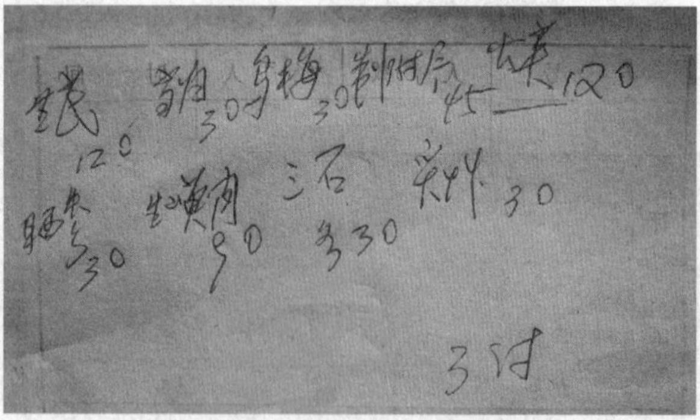

08年7月4日，十六诊：患者病情出现加重，为处张锡纯氏来复汤。

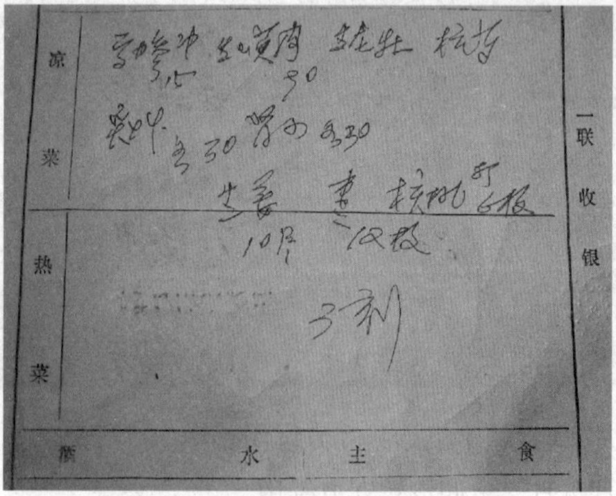

08年7月7日，十七诊：病情尚有加重，恩师为处破格救心汤。

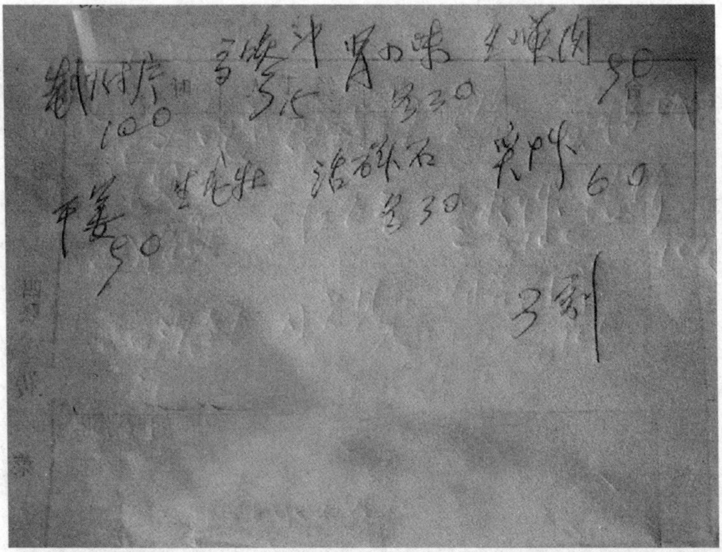

08 年 7 月 12 日十八诊：前方服后，险象暂缓。腹胀。

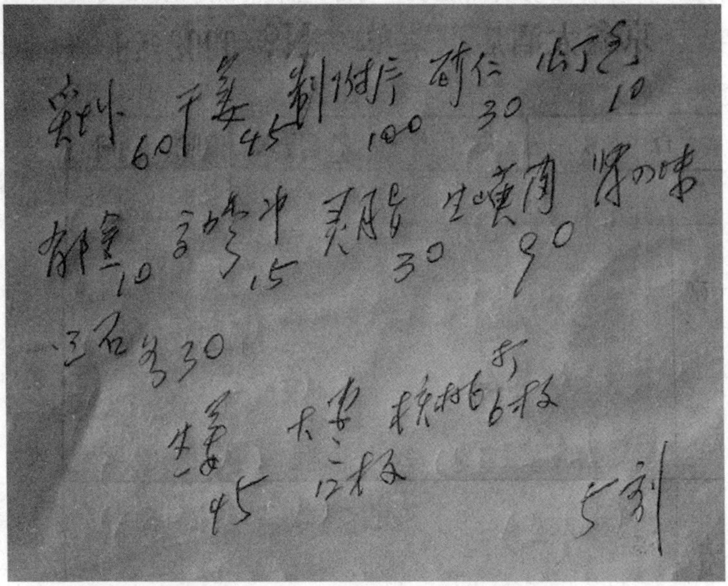

08 年 8 月 17 日，十九诊：

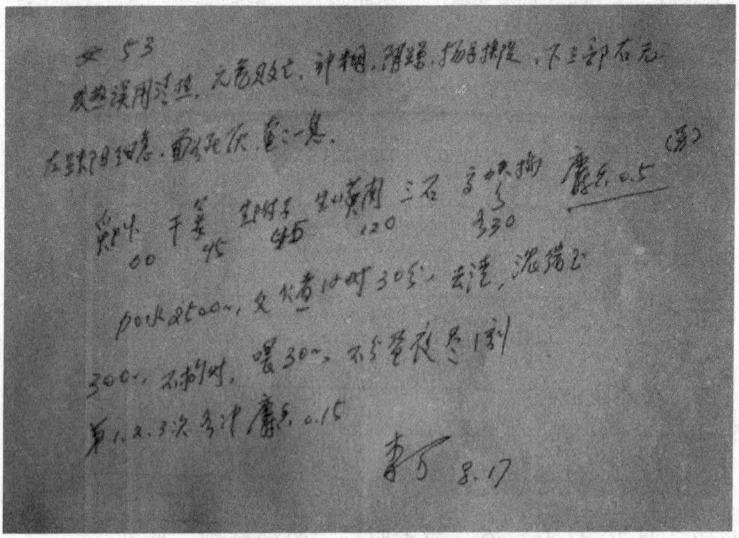

前数日，患者出现发热症状，寻求输液清热，致元气败亡，神志模糊，阴躁，扬手投足。诊下三部脉，右脉已绝，左趺阳细急。面如死灰，奄奄一息，投破格救心汤亦未能挽回。

2009 年 12 月 23 日，张涵记录并整理

两本飘摇，先救胃气

胰腺癌一例

——胃气来复，能食易饥，登楼已如常人。

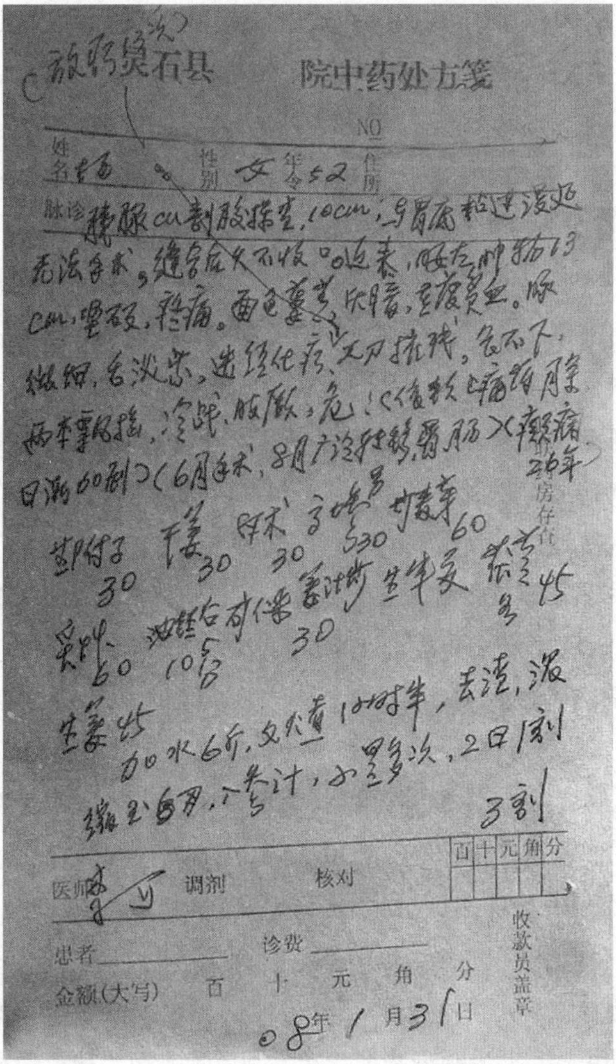

杨某某，女，52 岁，山西灵石人。

08 年 01 月 31 日，一诊：胰腺癌剖腹探查，10cm，与胃底粘连浸延，无法手术，缝合后久不收口。近来，腰左肿物 13cm，坚硬，疼痛。面色萎黄灰暗，重度贫血。脉微细，舌淡紫，迭经化疗放疗 13 次，伽马刀摧残。食不下，两本飘摇，冷战，肢厥，危！依赖止痛药月余，日渐加剧。6 月手术，8 月广泛转移胃肠。癫痫 26 年。

处方：生附子 30g，干姜 30g，白术 30g，高丽参 30g（另），炒麦芽 60g，炙草 60g，油桂 10g（后），砂仁米 30g（姜汁炒），生半夏 45g，茯苓 45g，生姜 45g，加水 3000ml，文火煮取 300ml，入参汁，日分 4 次服，2 日 1 剂。3 剂。

抄方心得

《伤寒杂病论》平脉法："阴中于邪，必内栗也，表气虚微，里气不守，故使邪中于阴也……阴气为栗，足膝逆冷，便溺妄出，表气微虚，里气微急，三焦相溷，内外不通。上焦怫郁，脏气相薰，口烂食断也；中焦不治，胃气上冲，脾气不转，胃中为浊，荣卫不通，血凝不流。若胃气前通者，小便赤黄，与热相搏，因热作使，游于经络，出入脏腑，热气所过，则为痈脓。"

这段关于"三焦相溷，内外不通"之描述，与此症很相似。

"阴中于邪，必内栗也"，"阴气为栗，足膝逆冷"，症见"冷战，肢厥"乃是阴邪盛于内。

"中焦不治，胃气上冲，脾气不转，胃中为浊"故症见"食不下"。

"脉微细"，是两本飘摇，中气欲散之象，已是濒危之象，故治之救阳为急。以生附子 30g，干姜 30g，救阳，以干姜 30g，白术 30g，高丽参 30g（另），炒麦芽 60g，炙草 60g，砂仁米 30g（姜汁炒），生半夏 45g，生姜 45g，温补中气、运旋降通中焦。

此例病症似属大柴胡汤适应证，但此患者已中气欲散，所以应以救阳为急，补中气，运旋通降中焦为治。而不能见病治病，倘用大柴胡汤则祸不旋踵矣。

08 年 2 月 1 日，二诊：痛止，创口不断排出黄脓。

处方：生附子 30g，干姜 30g，白术 30g，高丽参 30g（另），炒麦芽 60g，炙草 60g，油桂 10g（后），砂仁米 30g（姜汁炒），生半夏 45g，茯苓 45g，公英 120g，皂刺 10g，白芷 10g（后），炮甲珠 10g，生芪 90g，生姜 45g，加水 3000ml，文火煮取 300ml，入参汁，日分 4 次服。5 剂。之后一直守方服药。

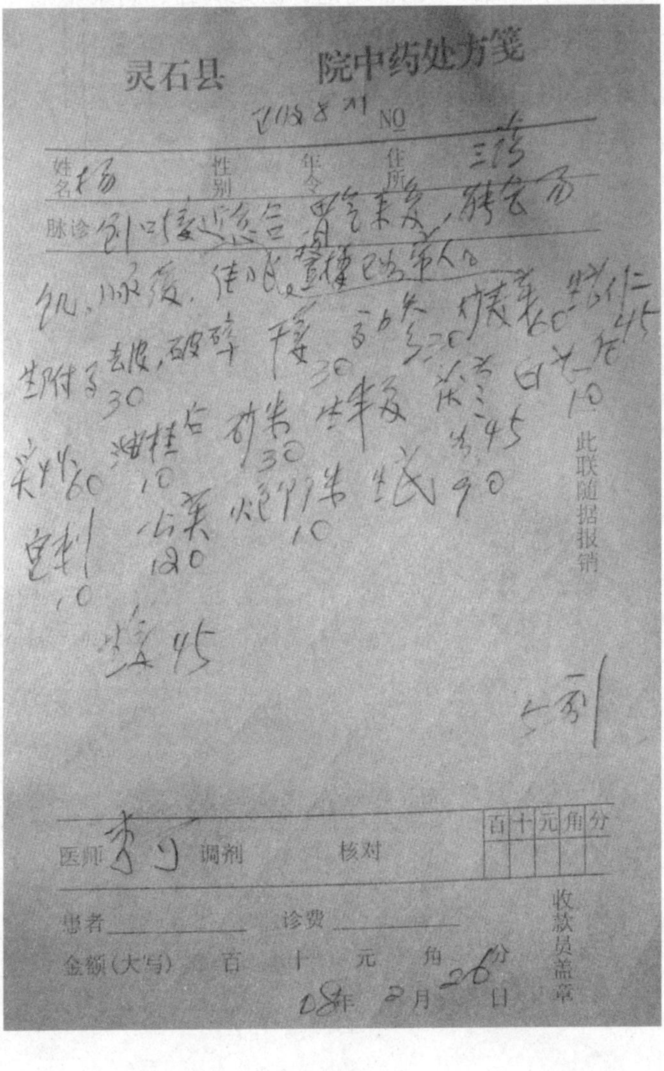

08年2月26日，三诊：创口接近愈合，胃气来复，能食易饥。脉缓，登楼已如常人，佳兆。

处方：生附子30g（去皮破），干姜30g，白术30g，高丽参30g（另），炒麦芽60g，炙草60g，生苡仁45g，油桂10g（后），砂仁米30g（姜汁炒），生半夏45g，茯苓45g，公英120g，皂刺10g，白芷10g（后），炮甲珠10g，生芪90g，生姜45g，加水3000ml，文火煮取300ml，入参汁，日分4次服。5剂。

08年3月5日，四诊：诸症均退，已无病容、病象。

处方：生附子30g（去皮破），干姜45g，高丽参15g（另），五灵脂30g，漂海藻30g，生芪90g，炙草60g，大贝120g，两头尖45g，止痉散6g（冲），木鳖子30g，公英120g，煮法同前。5剂。

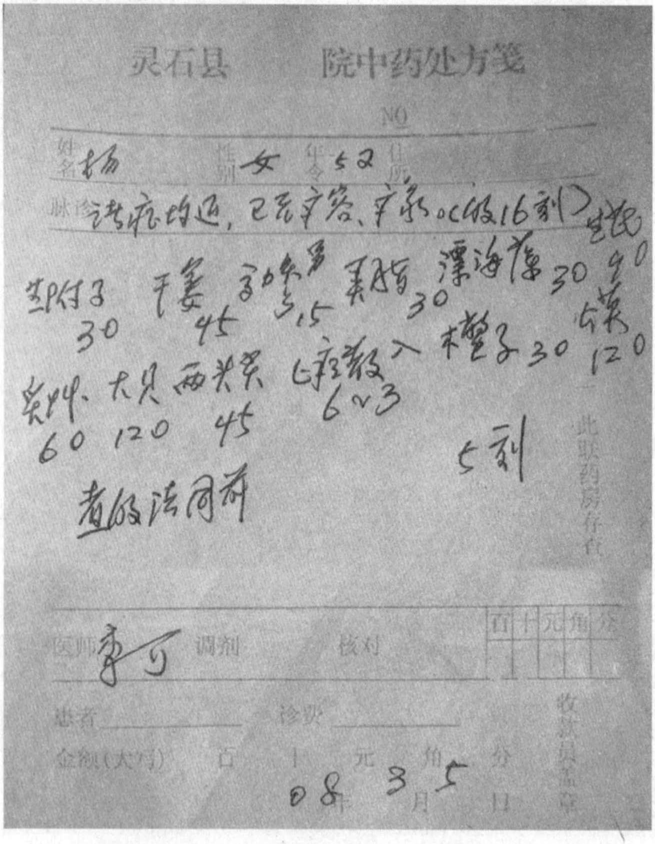
灵石县 院中药处方笺

NO

姓名 杨 性别 女 年令 52 住所

脉诊 诸症均退，已无病容、病象（服16剂）

生附子 30 干姜 45 高丽参 15 五灵脂 30 漂海藻 30 生芪 90 炙草 60 大贝 120 两头尖 45 止痉散 6g 冲 木鳖子 30 公英 120

5剂

煮服法同前

此联药房存查

医师 李可 调剂 核对 百 十 元 角 分

患者 诊费 收款员盖章

金额（大写） 百 十 元 角 分

08 年 3 月 5 日

08年4月14日，五诊：剖腹探查后，创口已愈合十分之九。

处方：制附片100g，生苡仁45g，公英60g，生芪250g，白蔹15g，晒参30g（捣），麻黄5g，辽细辛45g，焦曲、山楂各10g，炒麦芽60g，生姜45g，葱白4寸，加水3000ml，文火煮取300ml，日3次分服。5剂。

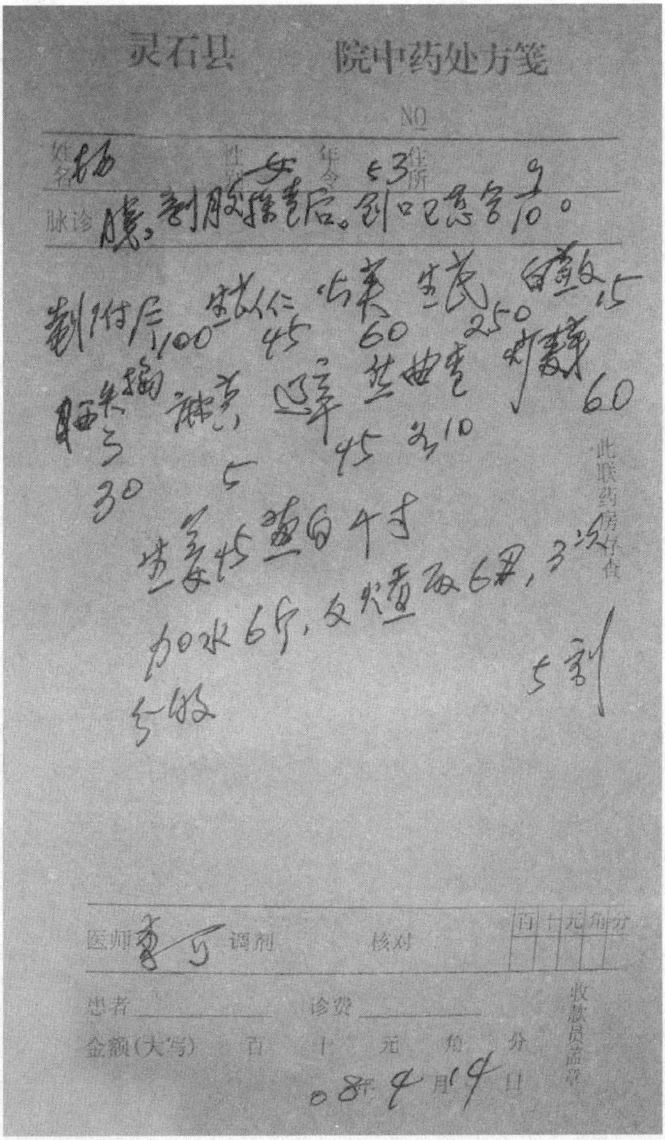

08 年 5 月 9 日，六诊：

处方：制附片 100g，生苡仁 45g，白蔹 15g，公英 120g，生芪 250g，晒参 45g（捣），炒麦芽 60g，焦曲、山楂各 10g，白芷 10g，皂刺 10g，连翘 45g，大黄 10g，生半夏 45g，乳香、没药各 10g，生姜 45g，煮法同前。5 剂。

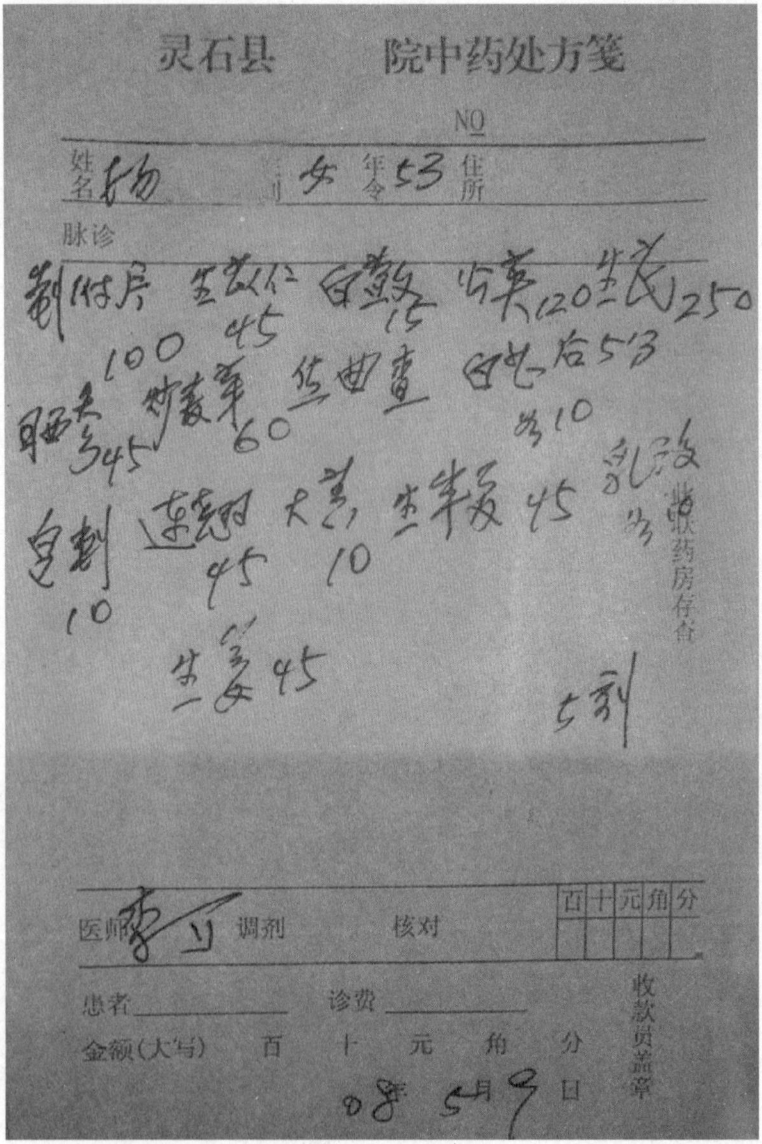

08 年 5 月 12 日，查 CT 与前对比肿物缩小 5cm，淋巴转移消尽。

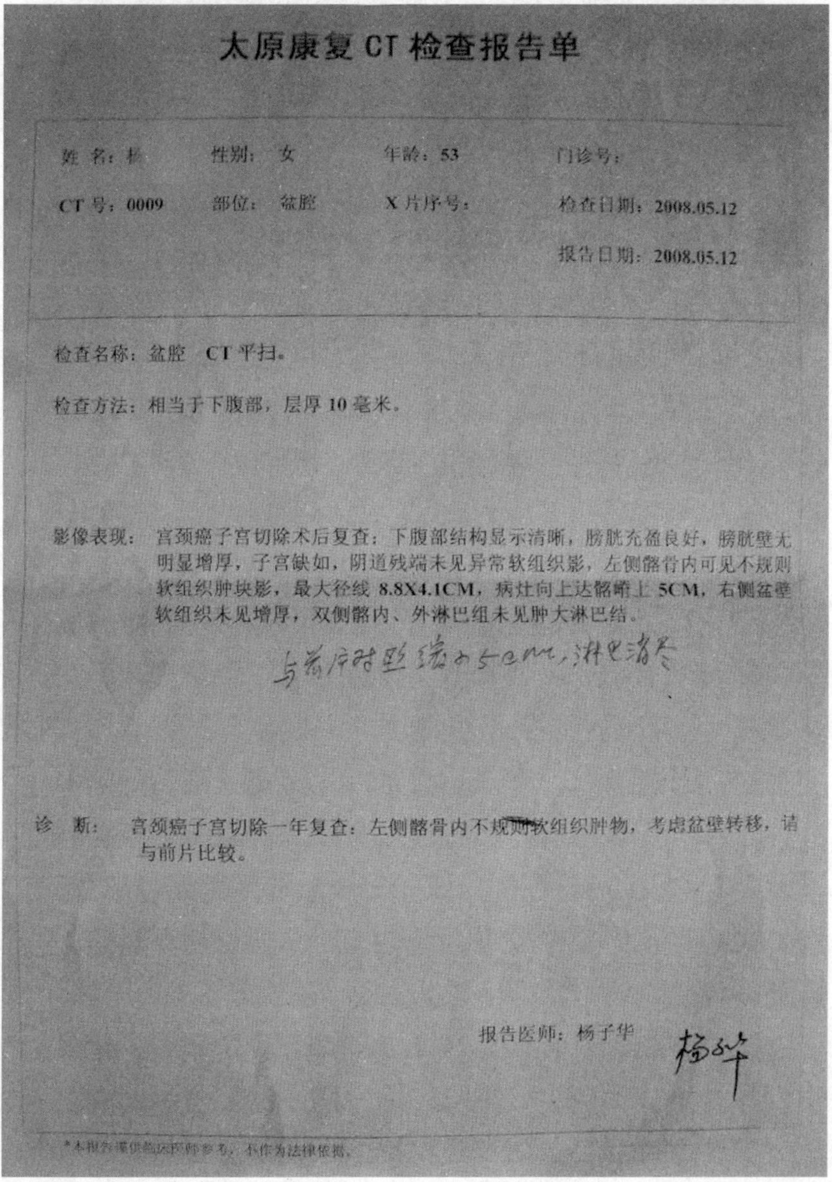

太原康复 CT 检查报告单

姓 名：杨　　性别：女　　年龄：53　　门诊号：

CT 号：0009　　部位：盆腔　　X 片序号：　　检查日期：2008.05.12

报告日期：2008.05.12

检查名称：盆腔　CT 平扫。

检查方法：相当于下腹部，层厚 10 毫米。

影像表现：宫颈癌子宫切除术后复查：下腹部结构显示清晰，膀胱充盈良好，膀胱壁无明显增厚，子宫缺如，阴道残端未见异常软组织影，左侧髂骨内可见不规则软组织肿块影，最大径线 8.8X4.1CM，病灶向上达髂嵴上 5CM，右侧盆壁软组织未见增厚，双侧髂内、外淋巴组未见肿大淋巴结。

与前片对比缩小5cm，淋巴消尽

诊　断：宫颈癌子宫切除一年复查：左侧髂骨内不规则软组织肿物，考虑盆壁转移，请与前片比较。

报告医师：杨子华

*本报告仅供临床医师参考，不作为法律依据。

08 年 5 月 26 日，七诊。

处方：制黄附片、生苡仁、败酱草、晒参各 100g，止痉散 50～100，制粉。5g/次，日 3 次，蜂蜜调服。

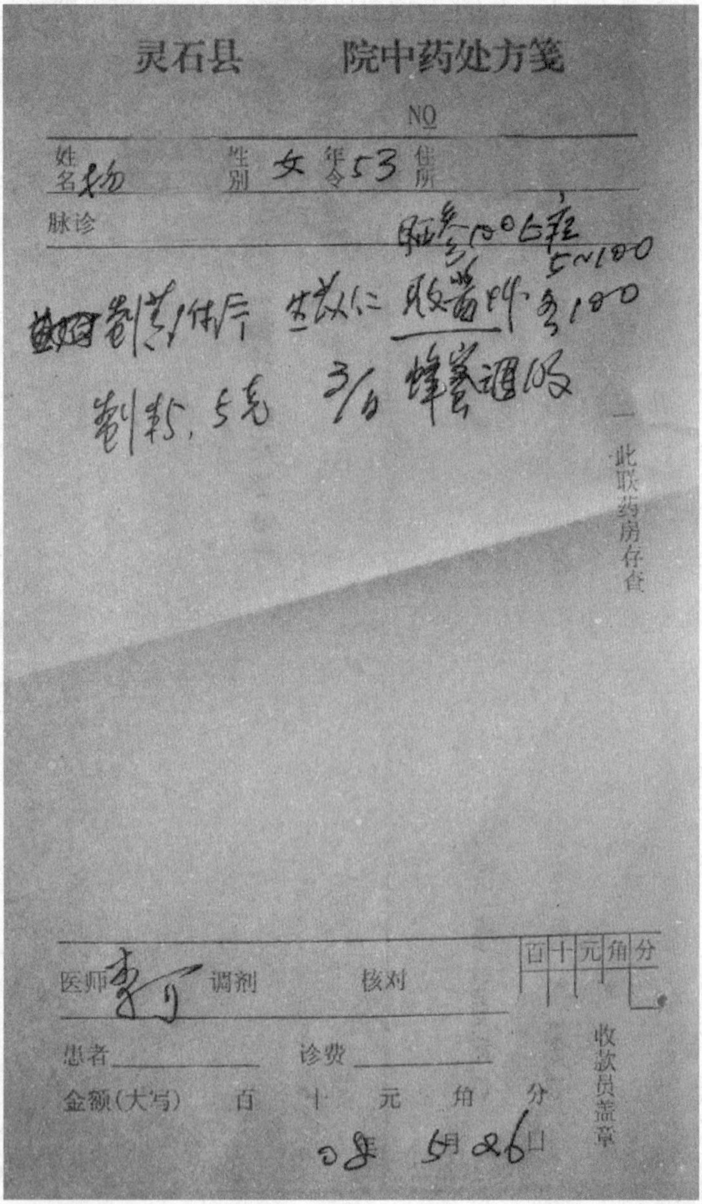

灵石县　　院中药处方笺

NO

姓名 杨　性别 女　年令 53　住所

脉诊

此联药房存查

医师 李可　调剂　核对

百 十 元 角 分

患者　诊费

金额(大写)　百　十　元　角　分

收款员盖章

08 年 5 月 26 日

08 年 10 月 20 日，十五诊：创口基本愈合，下肢肿胀重，不断有渗出液。

处方：生北芪 200g，制黄附片、生苡仁、公英、晒参各 100g，止痉散 50～60，油桂 50g，制粉。5g/次，日 3 次，蜂蜜调服。

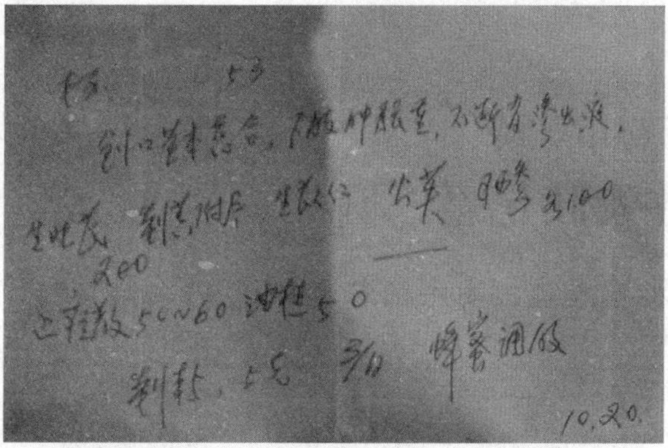

09 年 11 月 15 日，十六诊。

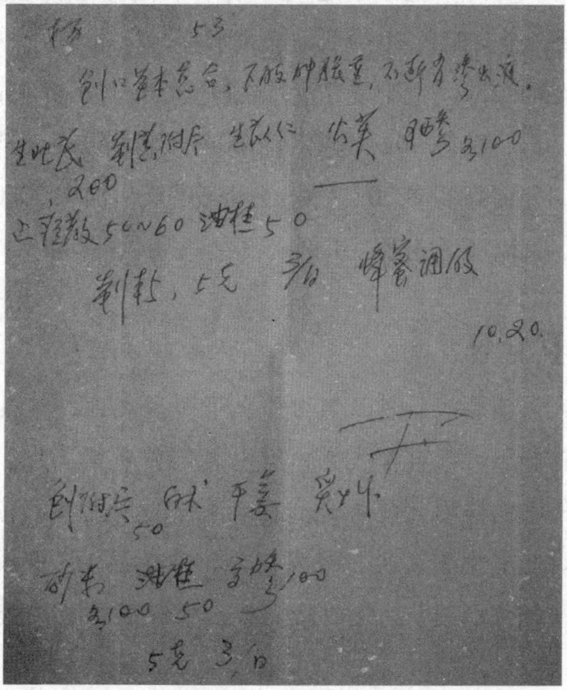

处方：炮附片 50g，白术、干姜、炙草、砂仁米各 100g，油桂 50g，高丽参 100g，制粉。5g/次，日 3 次。

2009 年 12 月，张涵记录并整理

正虚邪盛，标本兼顾

肺心病并发胰尾癌一例

——标实本虚，高年顾本为要。

石某某，女，72岁，山西人。

07年9月14日，一诊：肺心病10余年，近查出胰尾癌。上腹绞榨痛，便结1周，全身暗黄20余日。正虚邪盛，标本兼顾。

处方：柴胡125g，生半夏75g，炒枳实30g，大黄45g（酒浸后1分），酒黄芩45g，茵陈90g，制附片100g，炙草60g，茯苓45g，泽泻30g，木鳖子45g，高丽参30g（另），生姜75g，加水3000ml，文火煮取300ml，入参汁，6次分服。1剂。

抄方心得

我个人认为胰腺病症属三焦内外上下不通之证，气机升降乖乱而成痈疽。脾胃肝胆之气升降失常，肝木之气横逆克脾胃，则腹痛脘胀不能食，胃气不能降则大便不通，胆木不降逆则发黄，甚则三脘肿硬如石。肝胆之气有龙雷之性，故发病急，势凶猛。“出入废则神机化灭，升降息则气立孤危”，故凶险之极。病如胰腺炎、胰脾梗阻、胰腺癌等。

其症如《伤寒杂病论》平脉法所论：“表气微虚，里气微急，三焦相溷，内外不通。上焦怫郁，脏气相薰，口烂食断也。中焦不治，胃气上冲，脾气不转，胃中为浊，荣卫不通，血凝不流。若胃气前通者，小便赤黄，与热相搏，因热作使，游于经络，出入脏腑，热气所过，则为痈脓。”

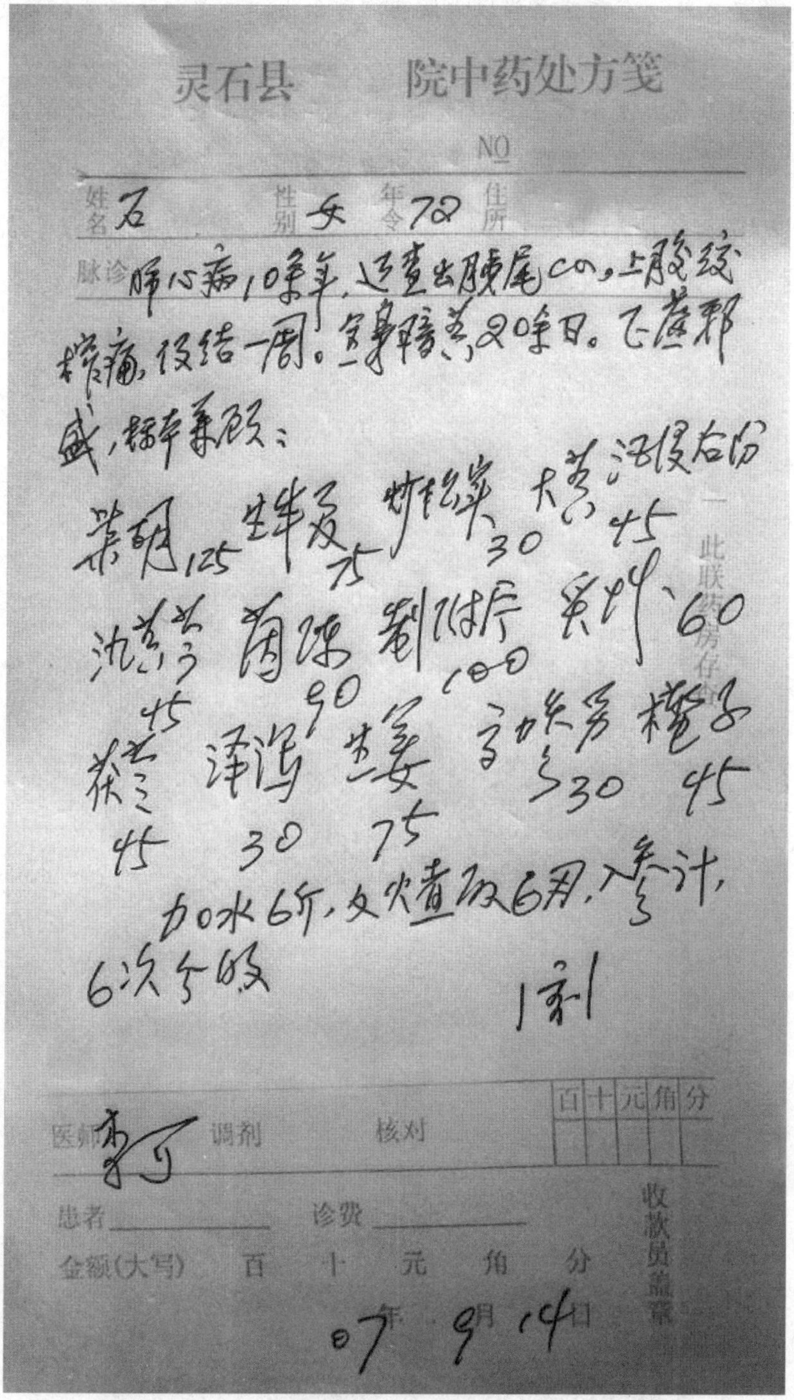

灵石县　　院中药处方笺

NO

姓名 石　性别 女　年令 72　住所

脉诊 肺心病10余年，近查出胰尾ca，上腹绞榨痛，便结一周。食少纳差20余日。下肢肿甚，拟方兼顾：

柴胡125　生半夏75　炒枳实30　大黄45 酒浸后分

沉香45　陈皮90　制附片100　黄芪60

茯苓45　泽泻30　生姜75　[illegible]30　栀子45

加水6斤，文火煮取6两，入[illegible]汁，6次分服

1剂

医师 李可　调剂　核对

百	十	元	角	分

患者　诊费

金额(大写)　百　十　元　角　分　收款员盖章

07年9月14日

治之之法：发病急者当以大柴胡汤为正治，迅速荡涤邪气，交通上下内外。

此例患者大便不通 7 日（上下不通），周身发黄（内外不通）。正气已虚，邪气正盛，恩师治以大柴胡汤合茵陈五苓散加减。

2007 年 9 月 15 日，二诊：现便通，黄转鲜亮，防变。守方，加吴茱萸 30g，大枣 25 枚，1 剂。

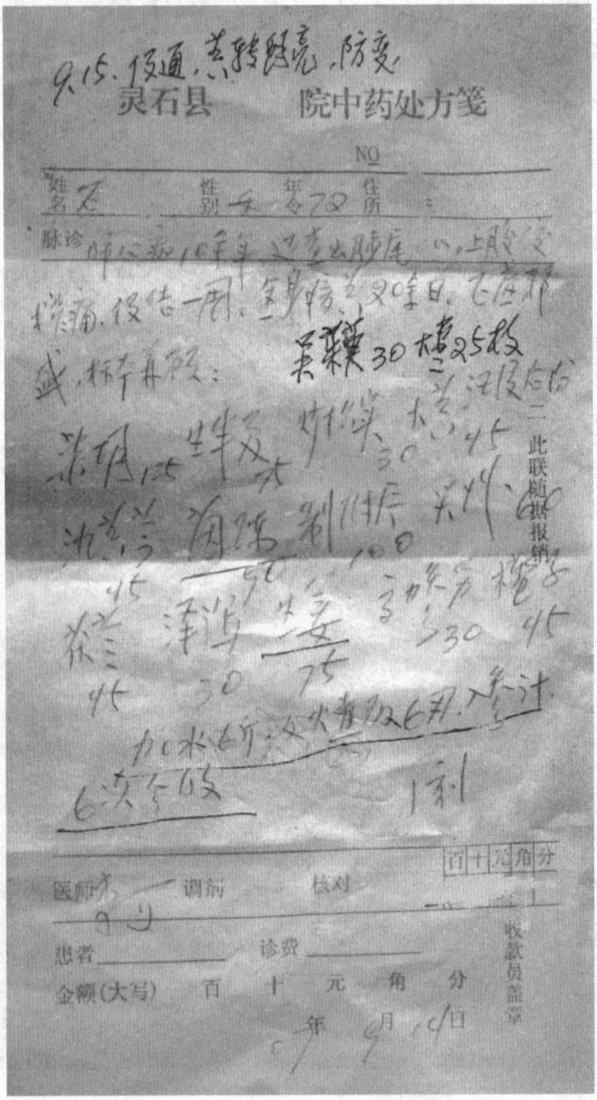

2007年9月16日，三诊：守方。1剂。

2007年9月17日，四诊：前投大柴胡3剂，便通，黄疸退去五六，标实本虚，高年顾本为要。

处方：制附片100g，茵陈90g，白术90g，生苡仁45g，败酱草120g，漂海藻50g，甘草50g，止痉散12～6（入煎），生南星30g，茯苓45g，泽泻30g，车前子10g（包），生姜45g，煮服法同前。1剂。

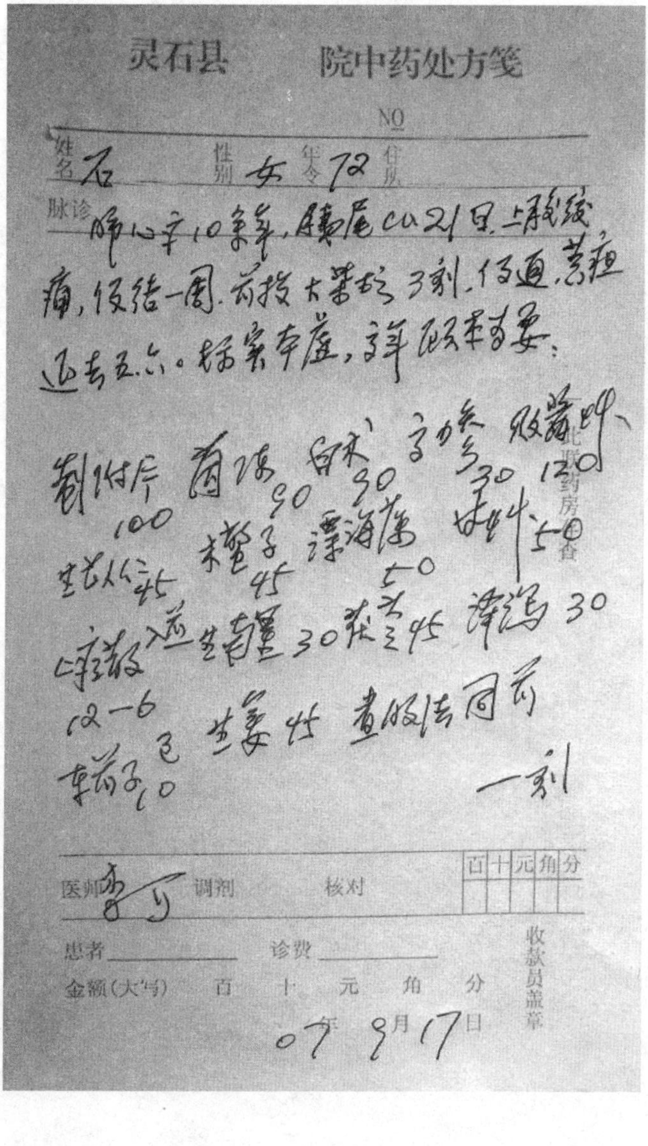

07年9月18日，五诊：痛止，溲若浓茶，便色由白转黄。胀、喘，脉急。两本飘摇，扶正固下为急。

处方：制附片200g，茵陈90g，白术90g，生山萸肉120g，生苡仁45g，败酱草120g，漂海藻50g，高丽参30g（另），五灵脂30g，木鳖子45g，生南星30g，茯苓45g，猪苓30g，泽泻30g，车前子10g（包），油桂10g（后），生姜45g，止痉散12～6（入煎），1剂。

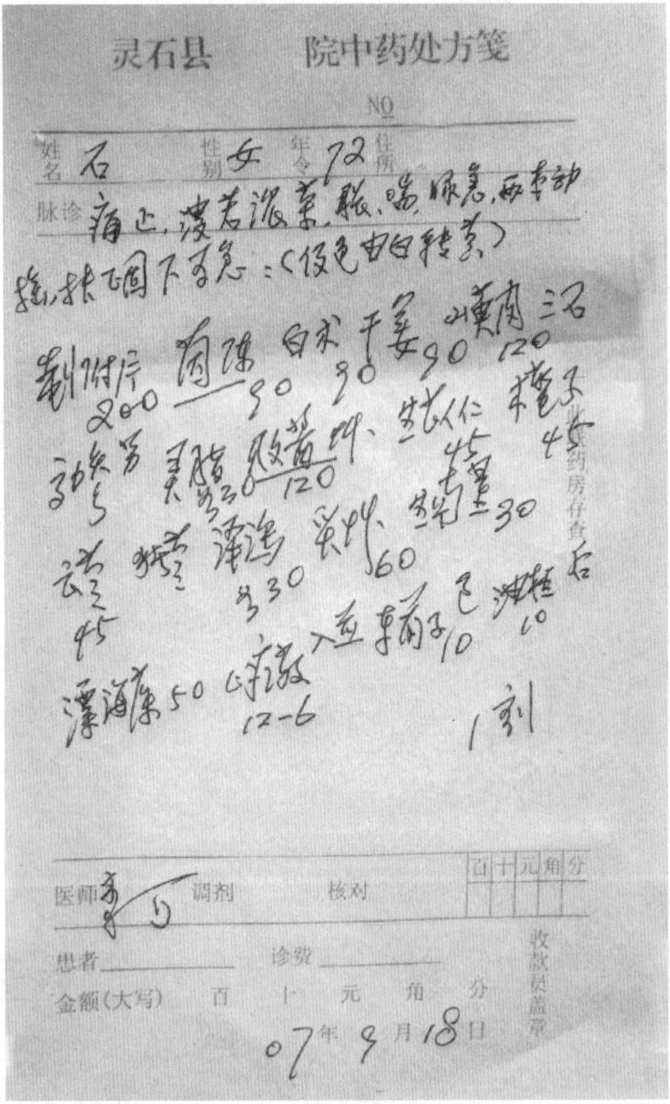

抄方心得

恩师曾言："伤寒六经辨证之法，统病机而执万病之牛耳，则万病无所遁形。'病'可以有千种万种，但病机则不出六经八纲之范围。正是内经'知其要者，一言而终'的明训，执简驭繁，万病一理。临证之际，不必在'病名'上钻牛角，不但不考虑西医的病名，连中医的病名也无须深究。胸中不存一丝先入为主之偏见，头脑空明灵动，据四诊八纲以识主证，析证候以明病机，按病机立法、遣方、用药，如此，虽不能尽愈诸疾，庶几见病知源，少犯错误。仲景学说是中医学活的灵魂。"从恩师在治疗此种疾病的中可见，有许多灵活变通的方法，在一例胰腺癌医案中活用仲圣治"肠痈脓已成"之薏苡附子败酱散治疗，在另一例胰腺癌濒危医案中以救阳为急，"益火之原，以消阴翳"。

（余诊医案资料缺失）

2009年12月22日，张涵记录并整理

苦酒降敛，攻下痰凝

食管癌晚期一例

——服药40剂后，食管弹性恢复，饮食无碍。

杨某某，男，71岁，河南焦作人。

07年9月11日，一诊：食管中段癌晚期，食下梗痛。冠心病年余，不时发生绞痛。

处方：

1. 生半夏75g（捣），醋150ml，水200ml，煮取100ml，待冷后入蛋清2枚，日分多次呷服。10剂。

2. 漂海藻50g，甘草50g，止痉散3～3（冲），木鳖子30g，两头尖45g，大贝120g，牡蛎45g，元参45g，制附片90g，吴茱萸30g，晒参30g，五灵脂30g，生南星30g，生姜50g，加水3000ml，文火煮取150ml，日分3次服。10剂。

抄方心得

方1出自《伤寒论》苦酒汤，缓缓咽服，使药缓缓作用于病处，治咽中生疮。生半夏降胃逆开破痰凝，苦酒降敛。

恩师在《经验专辑》中论苦酒汤："苦酒汤为伤寒方：'少阴病，咽中伤，生疮，不能语言，声不出者，苦酒汤主之。'原方用生半夏（洗破）14枚，14枚大小平均约5g强，洗，即沸水冲洗多次，以去其辛烈之味；破，即打碎，使有效成分易于溶解。苦酒即醋。第1次按原方用法，醋、水、半夏、蛋清同煮三沸后，蛋清已凝固成块，蛋清本为凉润清火敛疮，凝固则已成废物。遂改为醋水先煎半夏三沸，去渣，待稍冷溶入蛋清。《伤寒论》成书后历经战乱佚失，后人整理，未经实践，难免有误。本方半夏经沸水冲洗7次后辛烈大减，绝无害，若用制半夏则疗效逊色多多。本病痰涎甚重，非生半夏难去此缠喉之痰，况又有醋之酸以降火敛疮，鸡子白之清肺发声音，三味相合，配伍巧妙，效如桴鼓。本方治咽痛、咽壁有滤泡而致声哑者，效亦速。对急性食管炎，汤水食物下咽，痛如火灼刀割，2剂即愈。后世医家认为，半夏有毒，不宜散服。”

书载生半夏、生南星有毒。《本草蒙筌》记载：“味辛、微苦，气平，生寒熟温。沉而降，阴中阳也。有毒。反乌头，恶皂荚，畏雄黄、生姜、干姜、秦皮、龟甲，忌羊肉、羊血、海藻、饴糖。使宜射干、柴胡，经入足胆脾胃，久藏入药，同橘皮谓二陈，生嚼戟喉（生用则麻，戟人喉咙），宜沸汤制七次。”

现入药之生半夏有两种，一种是水半夏，古文献中记载其名“水玉”。生于沼泽湿地，其形如枣核，质坚硬不易砸碎。此种半夏毒性较大，国家药典已不许使用。

另一种是旱半夏，古文献中记载其名“地文”。主产河南、山东等平泽地，以状如羊眼者为佳。其形圆质白，有凹如脐，外皮薄如纸，多已去皮，易捣碎，有白粉末。恩师所用者均为此种旱半夏。前贤张锡纯用半夏亦用生半夏，有详细论述。今之制半夏药效极差，甚或药效相左。

此种生半夏我曾亲自尝过，体会如下：取生半夏（均为旱半夏）绿豆大咀之，刺麻舌，棘喉。单取生半夏45g（捣），煮水40分钟以上，汁色微黄，无刺激味，但滓仍刺麻舌。单用生半夏100g（捣），煮水100ml，顿服之，亦无不适。我单煮尝生半夏至135g饮汁，并无任何不适，但煮后之渣尝之仍麻舌棘喉，煮过两次之渣仍麻舌棘喉。故我认为《伤寒论》中用生半夏至半斤亦不会中毒，但不能大量入冲服之散剂。

各家本草均谓之与乌头相反，若与附子同用，药店均不予以。恩师在处方中皆不虑其相反，每与附子、乌头同用，我皆亲自反复尝过，确无任何不适，恩师亦言《神家本草经》并无此说。

生南星与生半夏同科，与生半夏药性相近，但化痰之效更强。我曾用生半夏30g，生南星30g，捣碎后，煮45分钟，服之，口感辛降微涩酸，服后喉微有刺感，无不适，胃脘舒。

尝药是学医必修之功课，必验之于己，方可施之于人。况后人之说纷纭，必一定亲证方可。

方2乃恩师所创攻癌夺命汤变方。

证属噎膈，乃中焦阻滞不能升降，胃气上逆，久而痰毒胶沍成有形之癥。中焦乃上下内外之枢，“升降息则神机化灭”。五谷不能入胃，中气则不能化生，元气消耗日甚，必一身大肉尽脱，终将不治。故以开通中焦上下交通之路为治。

07年9月22日，二诊：服10剂后，梗阻、疼痛、呕吐均止，唯觉烧灼，病情转轻。

处方：

1. 生半夏70g，醋150ml，水200ml，煮取100ml，冷后入鸡子清两枚，日分多次呷服。5剂。

2. 紫硇砂10g，火硝10g，冰片1g，儿茶10g，雄精10g，制粉。1g/次，2次/日，蜜调缓缓咽下。

3. 漂海藻50g，甘草50g，止痉散3～3（冲），木鳖子30g，两头尖45g，大贝120g，牡蛎45g，元参45g，制附片100g，生南星30g，高丽参15g（另炖），加水3000ml，文火煮取150ml，日分3次服。10剂。

抄方心得

方2乃恩师创制开道散。

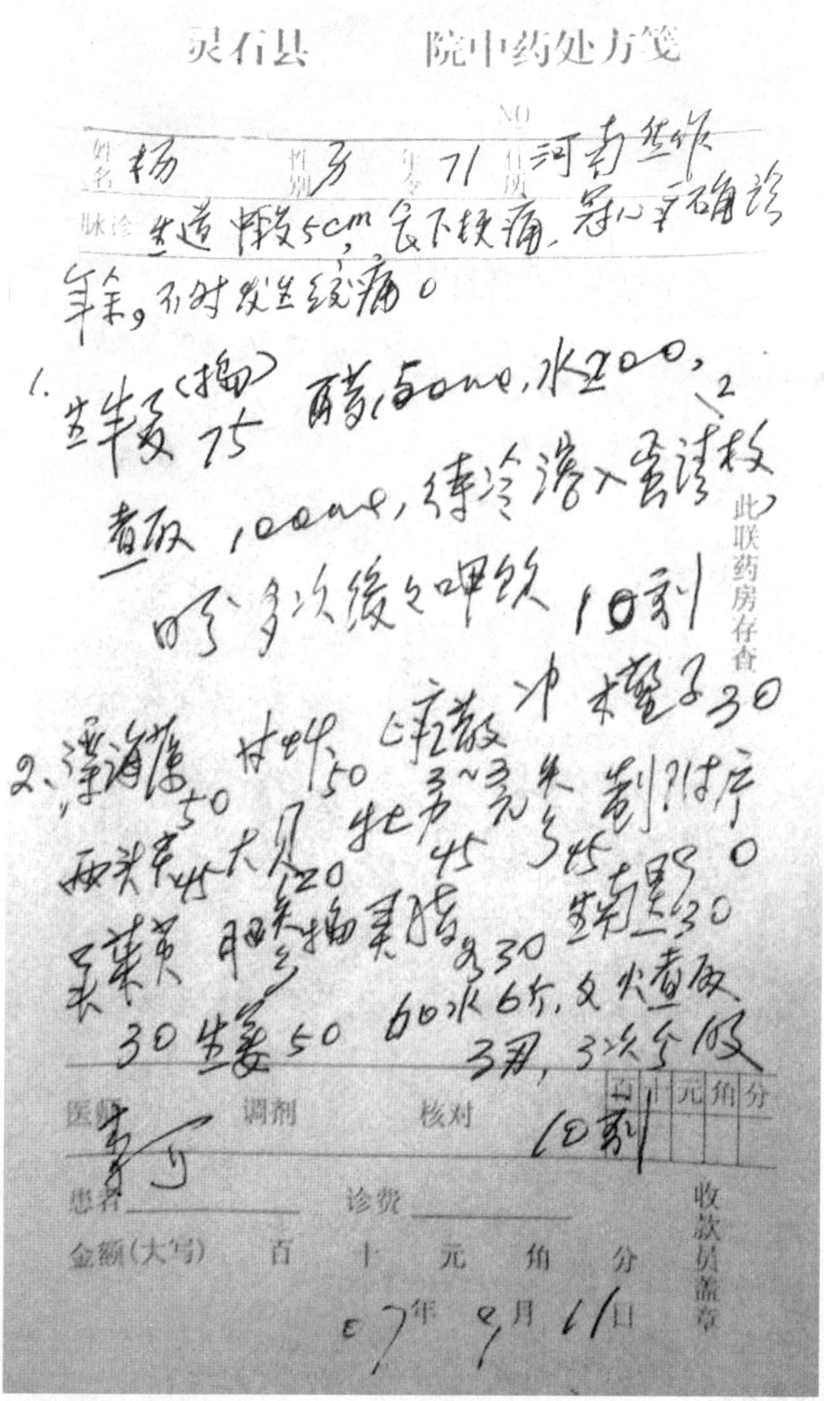
灵石县　　院中药处方笺

NO

姓名 杨　性别 男　年龄 71　住址 河南[illegible]

脉诊 食道肿块5cm，食下疼痛，[illegible]确诊半年余，不时发生绞痛。

1. 生半夏(捣) 75　醋150ml，水200，煮取100ml，待冷入蛋清[illegible]，时时多次缓缓呷饮　10剂

2. 漂海藻50　甘草50　止痉散(冲)　木鳖子30　[illegible]　大贝120　牡蛎45　[illegible]45　[illegible]　吴茱萸[illegible]30　[illegible]30　生半夏30　生姜50　60 水6斤，文火煮取3碗，3次分服

此联药房存查

医师 李可　调剂　核对　10剂　百 十 元 角 分

患者　诊费

金额(大写)　百　十　元　角　分

07年 9月 11日

收款员盖章

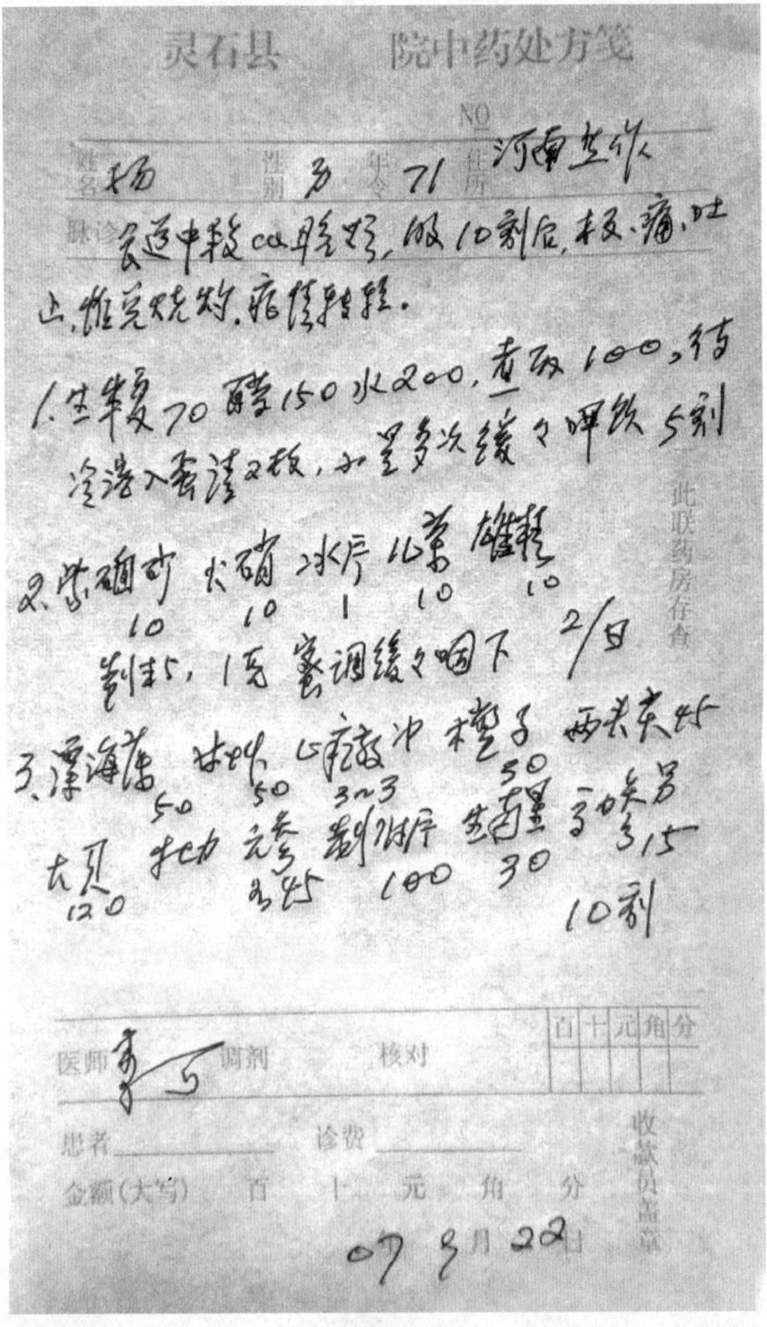

07 年 10 月 3 日，三诊： 服药 20 剂，可食馒头，食管窄处变宽，弹性恢复。

处方：生半夏 45g，生南星 30g，吴茱萸 30g，漂海藻 50g，甘草 50g，止痉散 3～3（冲），木鳖子 30g，两头尖 45g，大贝 120g，牡蛎 45g，元参 45g，高丽参 15g（另），制附片 100g，姜炭 15g，生姜 45g，大枣 25 枚，煮服法同前。10 剂。

07 年 10 月 20 日，四诊：服药 40 剂后，钡餐造影显示食管中段较第一次片拓宽 1cm，弹性恢复，饮食无碍，唯胸周觉痛。钡剂通过时，食管弹性已完全恢复。

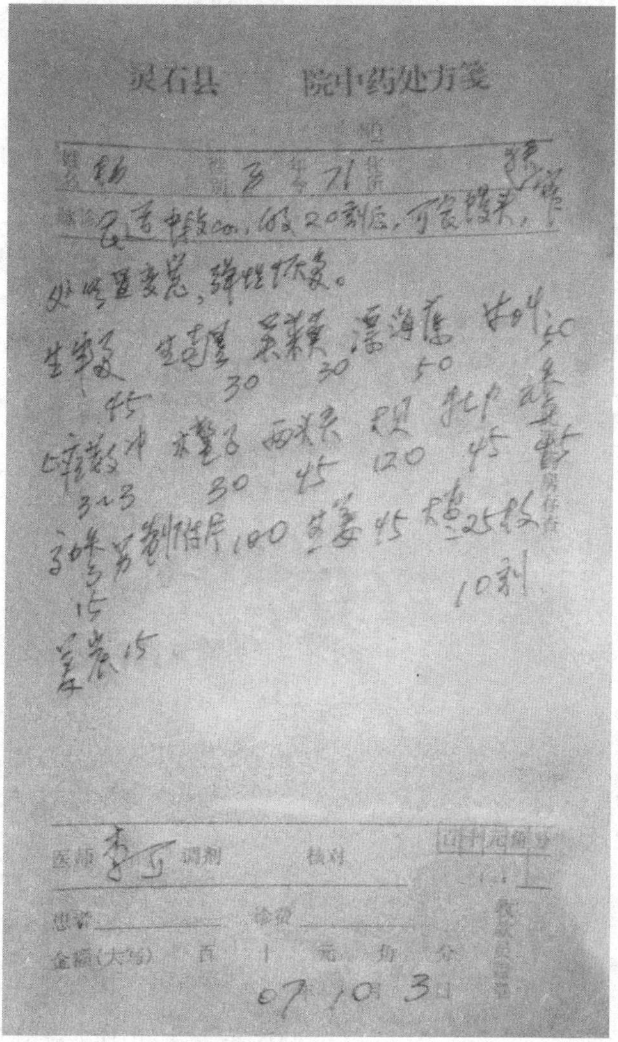

处方：

1. 生半夏45g，生南星30g，急性子30g，吴茱萸30g，漂海藻50g，甘草50g，木鳖子30g，两头尖45g，大贝120g，牡蛎45g，元参45g，姜炭30g，制附片100g，止痉散3～3（冲），高丽参15g（另）。30剂。

2. 紫硇砂、火硝、儿茶、雄精、尖贝各30g，冰片2g，硼砂60g，制粉。1.5g/次，3次/日，蜜调缓缓咽下。

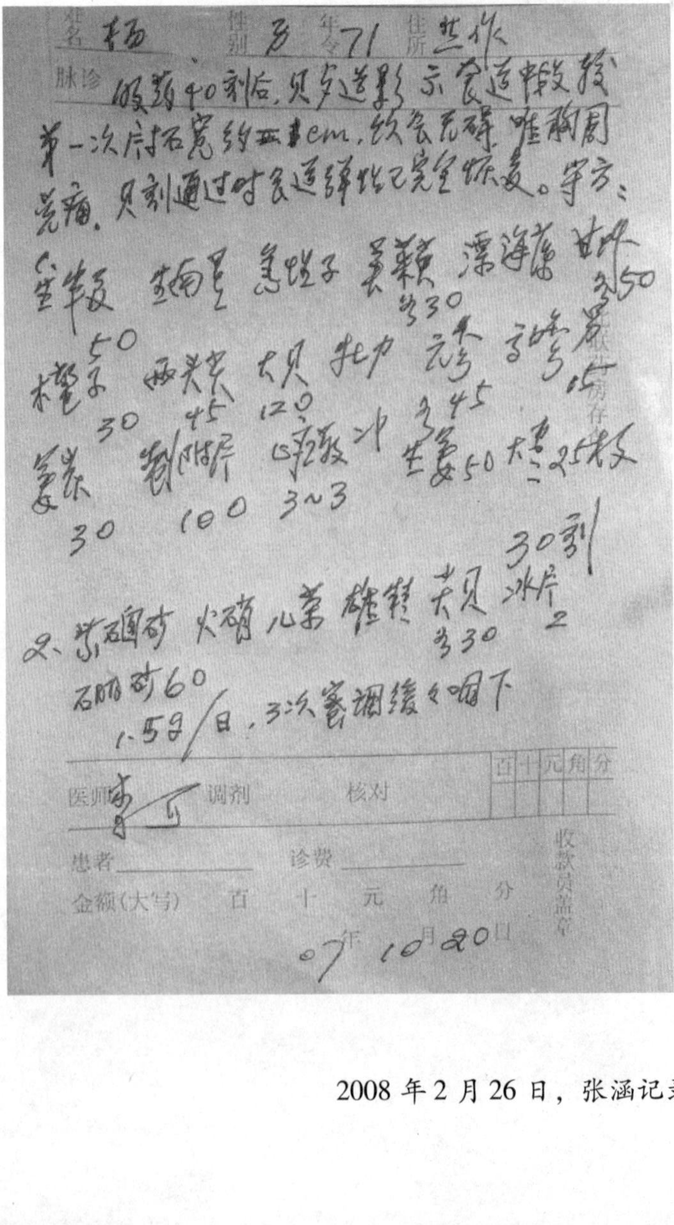
姓名 杨 性别 男 年令 71 住所 兰州

脉诊

医师 李可 调剂 核对

患者 诊费

金额（大写） 百 十 元 角 分

07年10月20日

2008年2月26日，张涵记录并整理

通降中焦，补益中气

食管癌晚期一例

——吞咽改善明显，终究不治。

贾某某，男，70岁，临汾人。

08年01月12日，一诊：食管癌晚期。噎膈月余，脉沉弱，舌淡齿痕。

处方：

1. 硼砂50g，火硝50g，紫硇砂30g，雄精30g，青黛30g，儿茶30g，柿霜50g，守宫100g，冰片3g，尖贝50g，1.5g/次，日3次，蜜调缓缓咽下。

2. 赭石末120g，生半夏45g，漂海藻50g，甘草50g，晒参50g，止痉散6~1（入煎），大贝120g，黄药子45g，两头尖45g，黑木耳30g，木鳖子30g，制附片45g，生姜45g，加水2000ml，煮1小时，去渣浓缩至150ml，小量多次，日尽1剂。30剂。

抄方心得

方1乃恩师所创开道散。

方2乃恩师所创攻癌夺命汤变方。恩师在《经验专辑》论述：“攻癌夺命汤是我在50年代后期至60年代中期所创，由漂海藻、生甘草、木鳖子、醋鳖甲、蛇舌草、夏枯草、蚤休、海蛤壳、黄药子、生半夏、鲜生姜、元参、牡蛎各30g，大贝15g，山慈菇、山豆根各10g，全虫12只，蜈蚣4条，明雄黄1g（研粉吞服），19味药组成。本方脱胎于兰州已故名医董静庵先生之验方‘海藻甘草汤’，原方主治瘰疬．由海藻、甘草各10g，全虫12只，蜈蚣1条组成，水煎服。我师董老意，加量3

倍，虫类药研粉吞服，以加强药效。另加鳖甲、消瘰丸（元参、牡蛎、大贝）、夏枯草、生半夏、鲜生姜，大大加强了养阴化痰，攻坚散结之力。曾治愈甲状腺腺瘤24例，甲状腺瘤左锁骨上凹淋巴结肿大疑恶变5例，缺碘性甲状腺肿12例，颈淋巴结核4例，泛发性脂肪瘤5例，脑瘤术后复发1例。多数在半月内痊愈，无复发。1961年后加木鳖子、蛇舌草、蚤休、黄药子、山豆根、明雄黄，基本定型。经临床运用40年，用治多种恶性肿瘤，竟获奇效。”

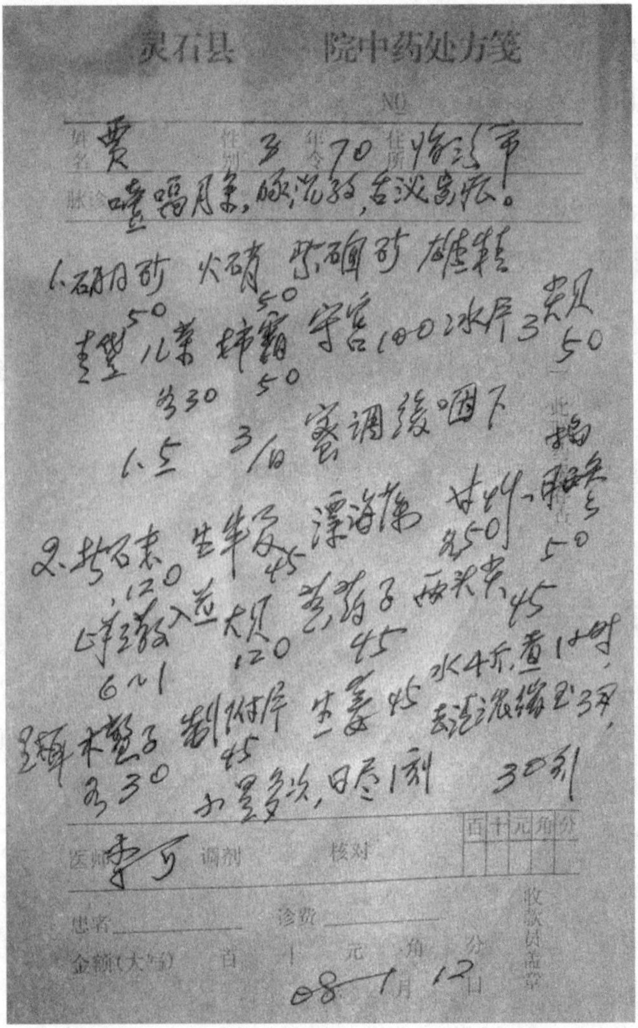

08年3月5日，二诊：食管癌晚期，胃、贲门转移，服汤15剂，开道散半月，吞咽明显改善，脉、舌、神均转佳。

处方：

1. 硼砂50g，火硝50g，紫硇砂30g，雄精30g，青黛30g，儿茶30g，柿霜50g，守宫100g，乌龙丹100g，盔沉50g，止痉散50~60，冰片5g，尖贝100g，3g/次，日4次，蜜调缓缓咽下。

2. 赭石末120g，生半夏45g，漂海藻50g，甘草50g，木鳖子30g，黑木耳30g，吴茱萸30g，大贝120g，夏枯草45g，两头尖45g，生附子45g（破），干姜45g，黄药子45g，高丽参15g（另），五灵脂30g，生姜45g，大枣25枚，加水3000ml，文火煮取200ml，入参汁，日分3次服。30剂。

08年4月5日，三诊：稳步好转，饮一溲一，胃津不得上承，吞咽尚好。胃失和降，破阴通阳。

处方：赭石末120g，生半夏45g，木鳖子45g，两头尖45g，漂海藻50g，甘草50g，大贝120g，干姜45g，生附子45g（去皮破），油桂10g（后下），高丽参15g（另），五灵脂30g，元参100g，桃仁泥3g，制川乌30g，稆豆30g，止痉散6~3（冲），蜂蜜150g，生姜45g，加水3000ml，文火煮2小时，去渣浓缩至300ml，入参汁，日分3次服。每旬7剂，21剂。

抄方心得

饮一溲一，胃津不得上承，症见口渴欲饮，饮而不能止渴。

中医学之水谷的代谢过程如下：水谷入胃中焦，中焦如沤，如水在釜中，赖相火与下焦之火温煦气化，水谷气化为精微，上输肺脾，向四肢百骸五脏六腑敷布，生成津液。这一过程如同烧釜煮水，若火弱则水不能沸，上则无蒸汽如雾，蒸笼之上则不能濡润，若相火不足、命火不足则中焦不能气化，上焦则不能涵濡滋润，故口渴干燥，汗涕唾泪涎五液不足，症似现代医学之“干燥综合征”，下则水不能气化而饮一溲一，肠胃中津少则便燥如羊矢，而此气化过程之动力即是中气。由中医

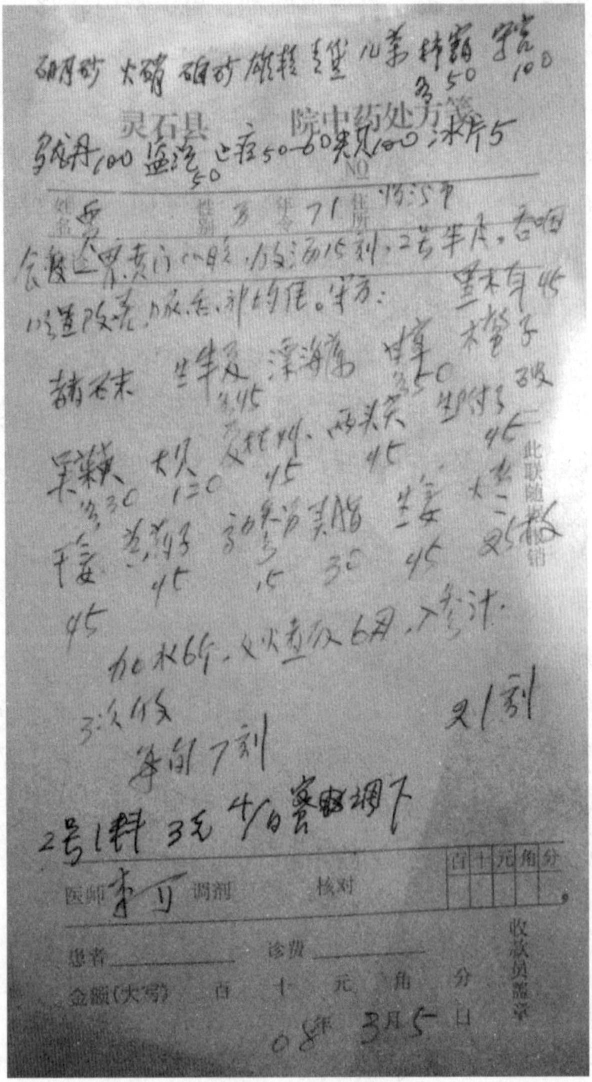

的病机分析可见，万病一源，只不过在不同的人体中所表现的病的部位、症状不同。若明病机，何用强曰病名，若明了气化本源之生理，则能见病知源；若明了治病之原理，则立法不难；若明了病理药理，遣药处方不难。中医的生理、病理、药理唯一气化之圆运动而已。故恩师明训："洞悉病源，统病机而执万病之牛耳，则万病无所遁形。病可以有千种万种，病机则不出六经八纲之范围。临证之际，不但不要固执于西医的病名，有时连中医的病名也无须深究，据四诊八纲以识主证，析证候以明病机，按病机立法、遣方、用药，如此则虽不能尽愈诸疾，庶几见病知源，少犯错误。”

恩师对此病的治疗中，用覆花赭石汤减味以调中气之偏，通降中焦，补益中气，用开道散开通咽喉要塞，用四逆汤温阳以补釜底之火。

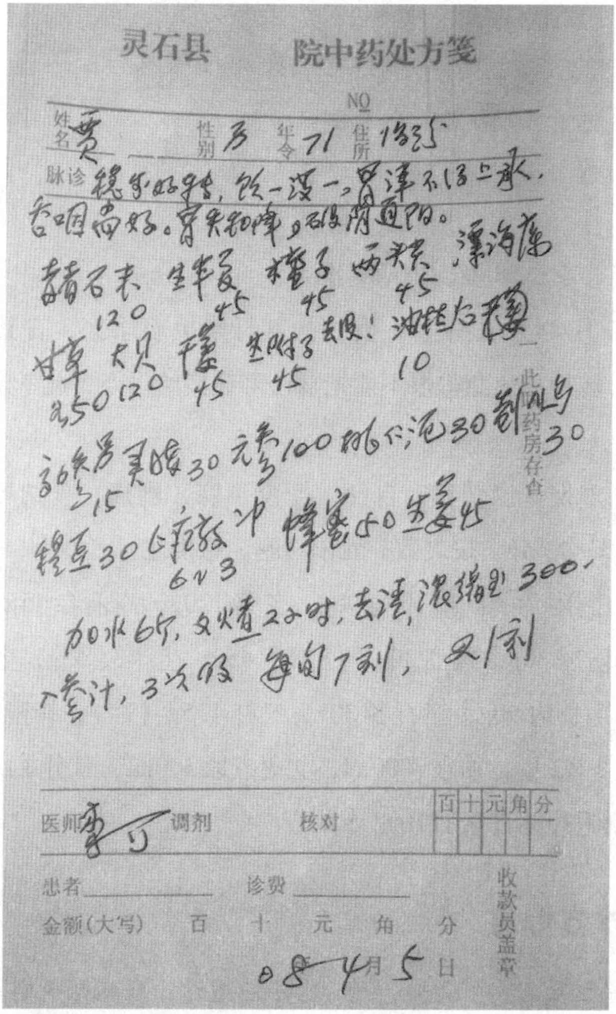
灵石县　　院中药处方笺

NO

姓名　　性别　　年令　　住所

脉诊

此药房存查

医师　　调剂　　核对

百	十	元	角	分

患者＿＿＿＿　诊费＿＿＿＿

金额（大写）　百　十　元　角　分

收款员盖章

08 年 4 月 18 日，其家属电话告知，前些日子逐渐好转，近日饮食有些困难，寻求西医治疗，不数月不治身故。

2008 年 5 月 20 日，张涵记录并整理

温阳止痛，元气为本

多发骨癌一例

——……疼痛明显减轻……疼痛持续减轻。

……痛减十之八九。

李某某，女，58岁，山西襄汾人。

07年6月28日上午，一女搀扶其母来灵石求医，言其母浑身疼痛，全身骨转移，焦急得恨不能把自己寿命换给母亲，此孝亲之心行着实感人。

一诊：多发骨癌转移，自汗，彻夜不寐，剧痛，食纳可，面色灰暗。脉急131次/分，按之散。元阳将脱，急挽之。

处方：制附片100g，干姜90g，炙草120g，高丽参15g（冲），制川乌30g，防风30g，稽豆30g，辽细辛45g，生半夏45g，生南星45g，秫米50g，山萸肉90g，三石各30g，二杠1.5g（冲），蜂蜜150ml，生姜45g，大枣12枚，加水3000ml，文火煮取300ml，日分3次，饭后40分钟服。制附片逐日累加10g。5剂。

抄方心得

骨病源于肾，坎阳衰微，则心火不能煊通，邪盛则痛剧。剧痛是最消耗元气的。元气、中气虚则脉急疾，“每分钟130次”，此种欲脱之脉必无力。“按之散”，乃危重之脉象，不可以“数脉主热”论，若主热之脉必数疾有力洪滑。“自汗”是元气欲竭、中气欲散，自身引力减少所致，重则汗出如珠则危，故恩师治之以救阳固脱。

癌症之疼痛剧烈者，必邪气鸱张，正气虚惫。而剧痛又能加剧正气之消耗，止痛亦是当务之急，故恩师用乌头汤止痛。

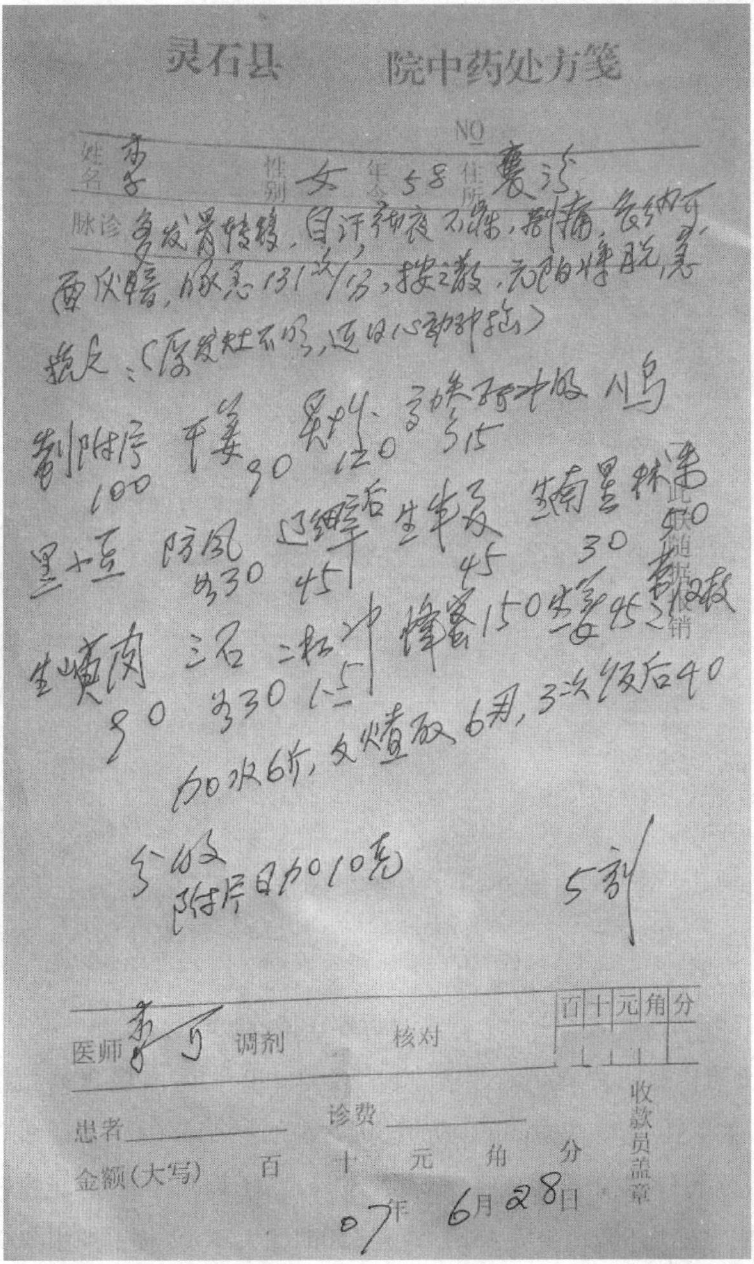
灵石县　　院中药处方笺

NO

姓名 李可　性别 女　年龄 58　住所 襄汾

脉诊

医师 李可　调剂　核对

百 十 元 角 分

患者　诊费

金额(大写)　百　十　元　角　分

收款员盖章

07年 6月 28日

07年7月3日，二诊：服药5剂，疼痛明显减轻，精神体力明显改善。

处方：守方。加熟地45g，制附片增至150g。

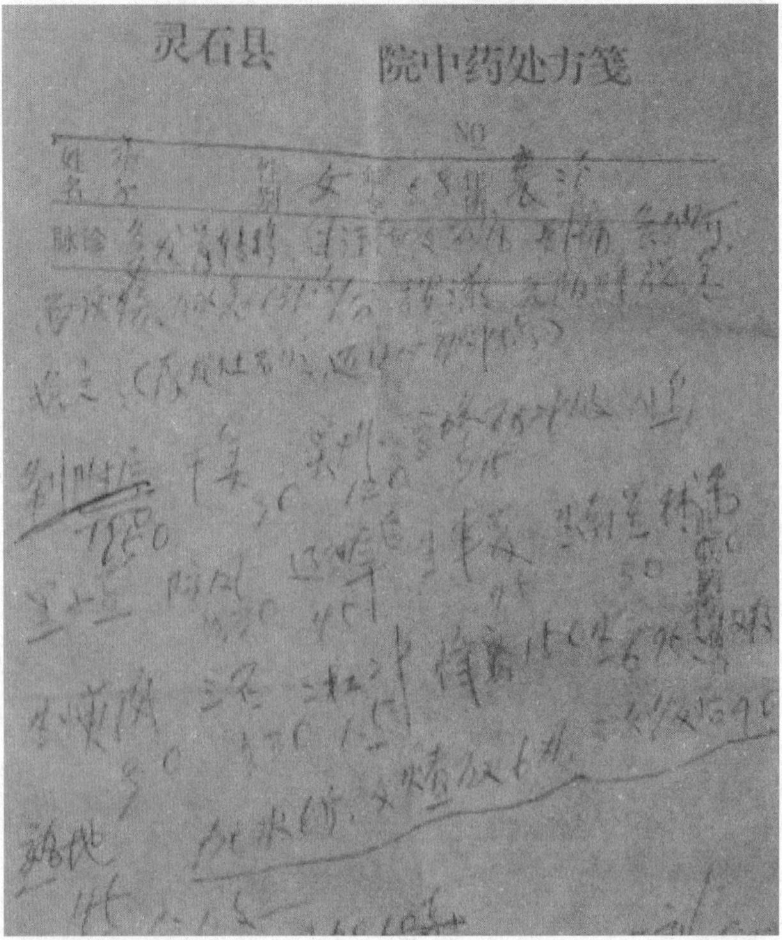
灵石县　　院中药处方笺

NO

姓名　性别　女

脉诊

07年7月8日，三诊：患者自诉疼痛持续减轻。

处方：制附片200g，干姜90g，炙草120g，生南星30g，制川乌30g，生半夏45g，黑豆30g，防风30g，高丽参15g（另），辽细辛45g（后5分下），生山萸肉90g，三石各30g，二杠1.5g（冲），止痉散3～3（冲），熟地90g，生姜45g，蜂蜜150ml，大枣12枚，加水3000ml，文火煮取300ml，入参汁，日分3次服。10剂。

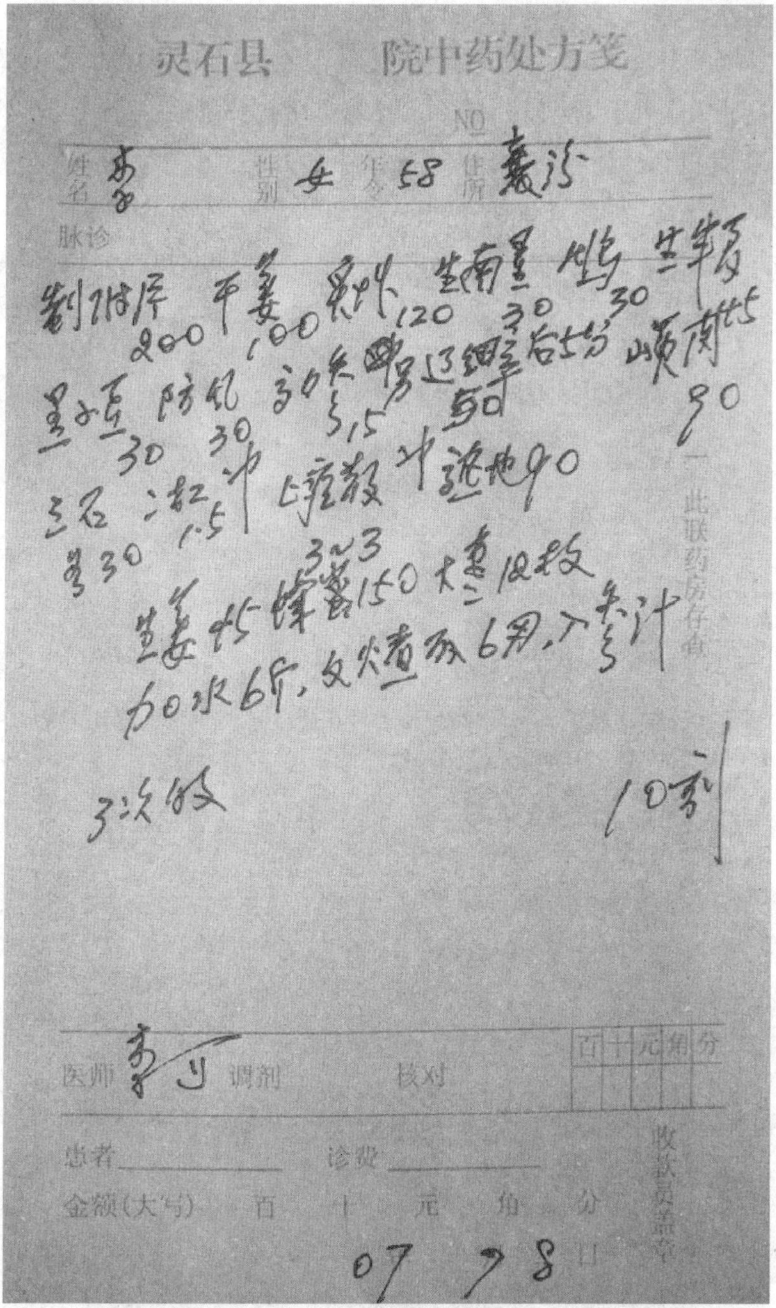

07 年 7 月 18 日，四诊：疼痛持续减轻。唯脑鸣如潮，日夜不休，颇以为甚。

处方：

1. 龟板 30g（捣），鳖甲 30g（捣），生龙牡各 30g，活磁石 30g，九节菖蒲 30g，引火汤 3 丸（吞），珍珠母 45g，3 剂。

2. 生川乌、稽豆、防风各 30g，甘草 100g，蜂蜜 150ml，生南星 45g，生姜 50g，制附片 300g，高丽参 15g（冲），加水 3000ml，文火煮取 300ml，日分 3 次，饭后服。5 剂。

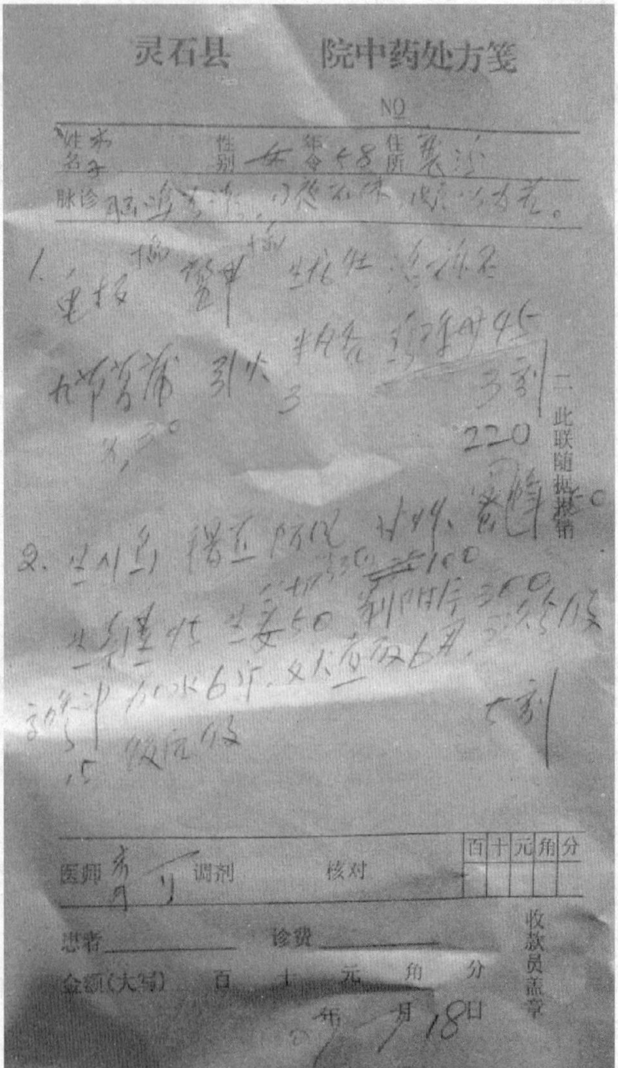
灵石县　　院中药处方笺

NO

姓名　　性别 女　年令 58　住所

脉诊

3剂

二 此联随据报销

5剂

医师　　调剂　　核对

百　十　元　角　分

患者　　诊费

金额（大写）　百　十　元　角　分

年　月 18 日

收款员盖章

07年8月12日，五诊：多发骨癌，原发灶不明。食少寐艰，太阴不保，少阴告急，治本。(痛减十之八九)

处方：生北芪250g，制附片100g，当归30g，东阿20g（烊化），干姜90g，白术90g，砂仁米30g（姜汁炒），川乌30g，黑小豆300g，防风30g，生山萸肉90g，秫米30g（包），高丽参15g（冲），二杠1.5g（冲），生半夏45g，生南星30g，止痉散6～6（入煎），蜂蜜150ml，生姜45g，大枣12枚，炒麦芽60g，三石各30g，煮法同前。10剂。

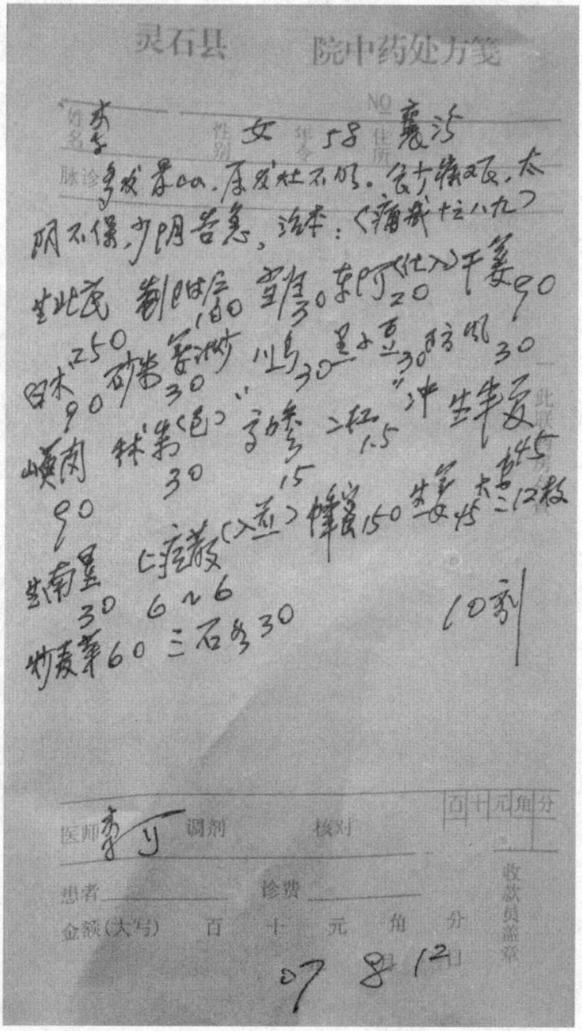

07 年 9 月 3 日，六诊：多发骨癌，原发灶不明。食少寐艰，胃气已败，少阴告急。前投大乌头煎 60 剂，痛减十分之八，食纳极佳，胃气来复。守方，8 月 12 日方加炒枣仁 100g。

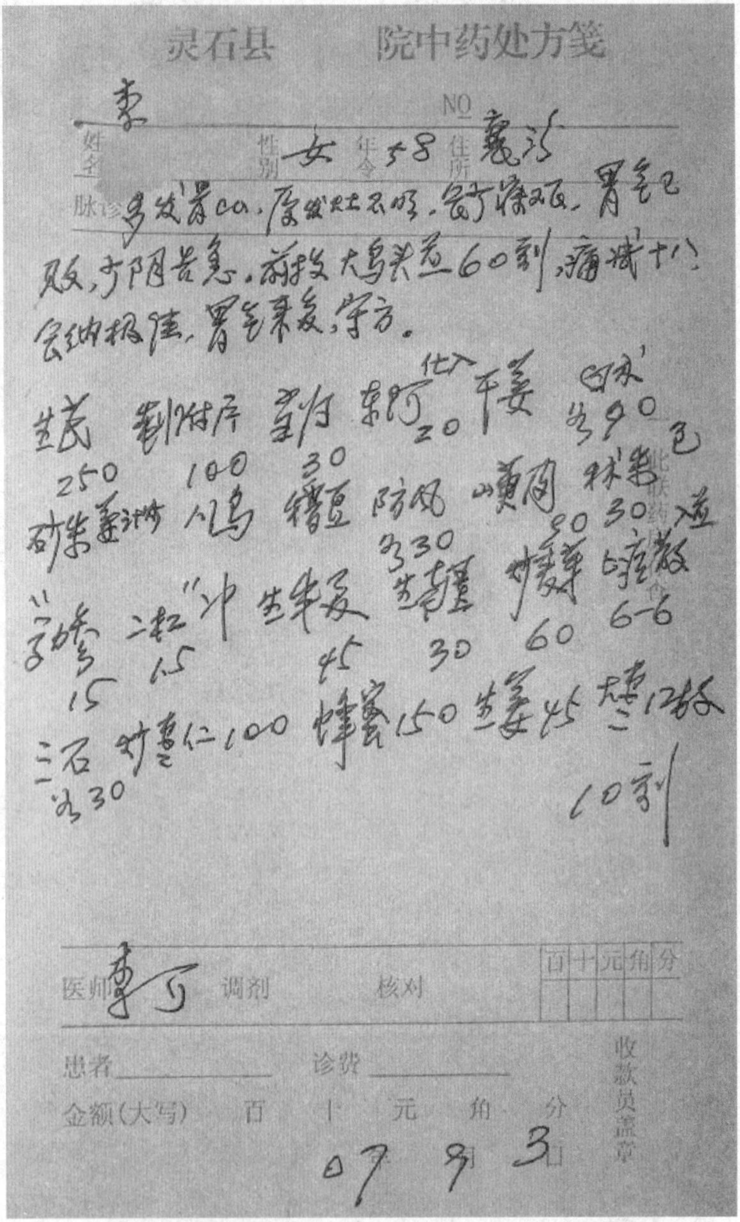

灵石县　　院中药处方笺

NO

姓名 李　性别 女　年令 58　住所

脉诊 多发骨ca，原发灶不明，食少寐艰，胃气已败，少阴告急，前投大乌头煎60剂，痛减十八，食纳极佳，胃气来复，守方。

三石 炒枣仁100 蜂蜜150 生姜45

10剂

医师 李可　调剂　核对

百 十 元 角 分

患者　　诊费

金额(大写)　百　十　元　角　分

收款员盖章

07 9 3

07年9月14日，七诊：守方，9月3日方加龟板30g。

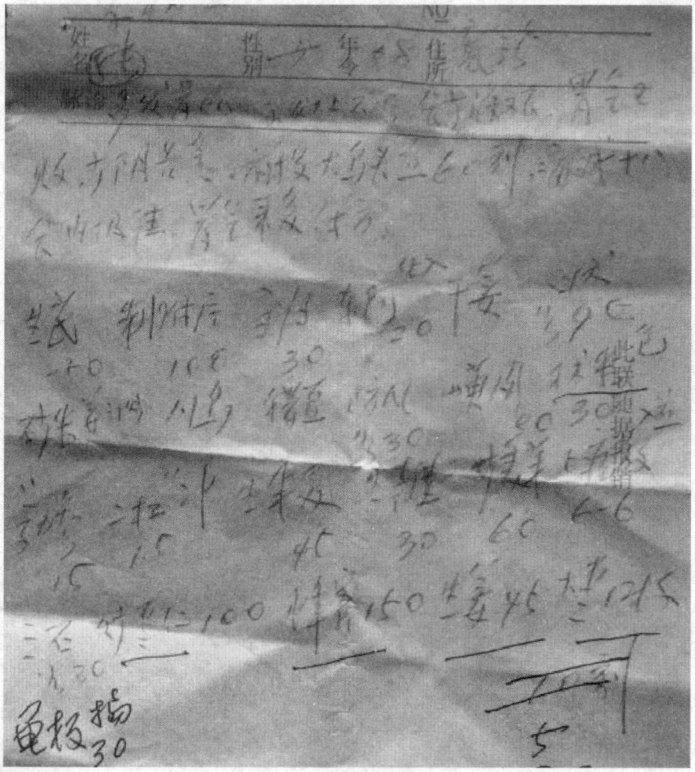
龟板捣
30

07年9月20日，八诊：多发骨癌，胃气来复，脑鸣甚，重度贫血。痛剧。守方，10剂。

07年10月21日，九诊：守方。加服乌龙丹7粒，每日1粒。

07年11月1日，十诊：临危。

处方：生附子30g，生川乌30g，生南星45g，九节菖蒲30g，麝香0.3g（冲），炙草60g，蜂蜜150ml，高丽参30g（另煮），加水3000ml，文火煮取600ml，日分3次服。3剂。

抄方心得

此种初治有效，但终未治愈之病例很多，使我深深地感到“病已成，纵有良工，半死半生”之确论。

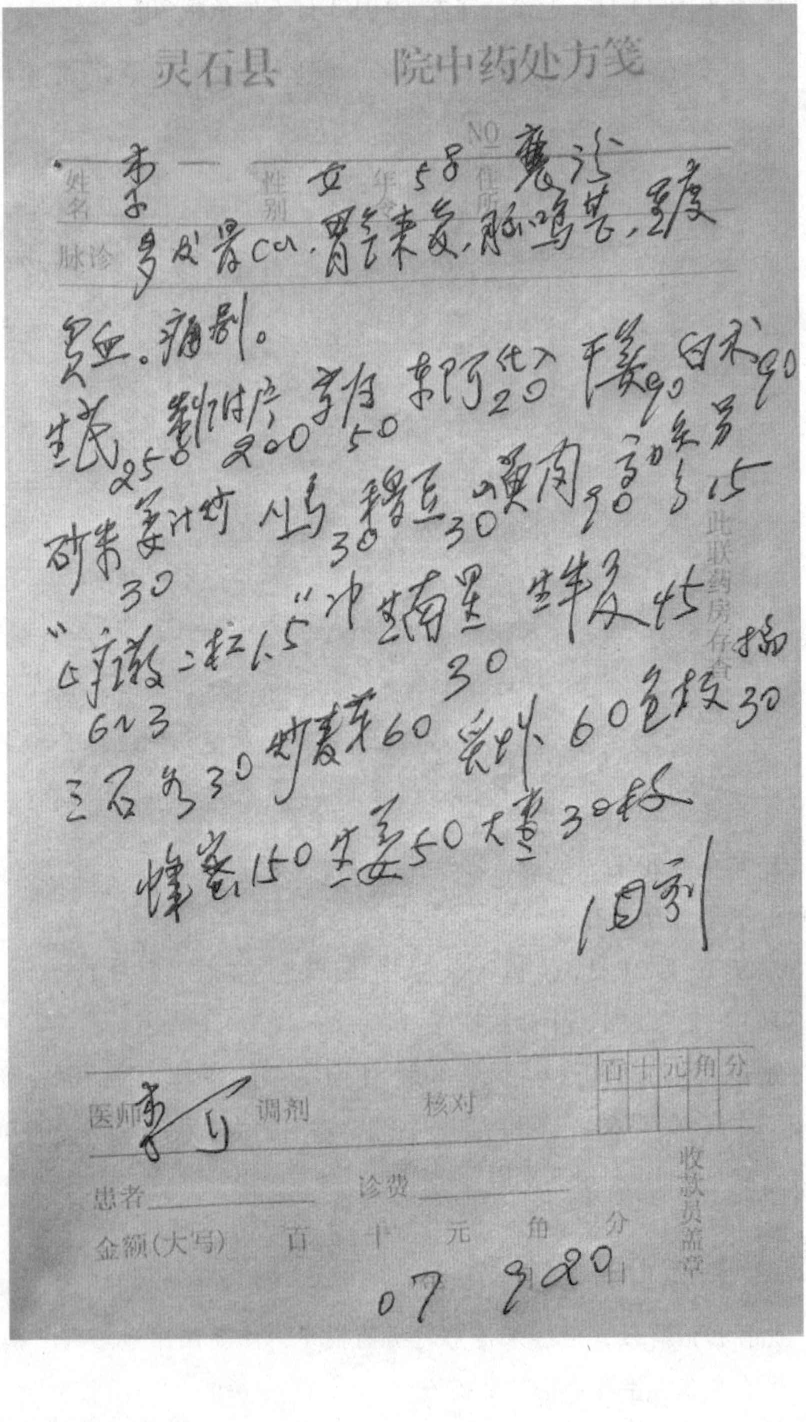

灵石县　　院中药处方笺

NO

姓名　性别　年令　住所

脉诊

此联药房存查

医师　调剂　核对

百 十 元 角 分

患者　诊费

金额（大写）　百　十　元　角　分

收款员盖章

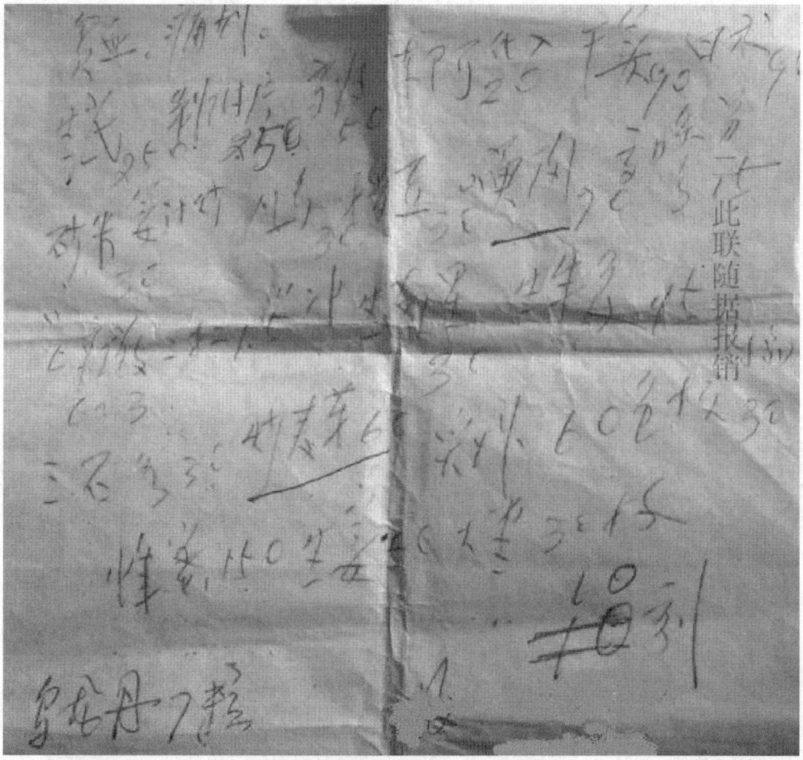

所有的治疗均是在元气尚在的前提下，用药物味之偏，纠正中气运旋之偏。此危重病之所以能取效，缘于病人尚有可用之元气，如同国库有银饷，家有米粮。所有的药都是靠元气推动才能治病，元气是一身之能量贮备，是生命之灯的油。元气化生出的中气是一身之动力，若元气殆尽，一切药都无法取效。

伤损元气最重的是化疗，不反对西医化疗，但一定要考虑人的元气是否能经受得住，不然很快会油尽灯熄。曾见一郑州卵巢癌病人，初次化疗效佳，查 CT 肿物已不见，第二次加大剂量，不数日呼吸衰竭而亡。

其次，剧烈疼痛非常消耗元气。根据对许多病例的观察，凡疼痛剧烈者，病邪鸱张，发展迅猛，转移很快，治疗取效极难。皆缘于正气衰，元气弱甚或衰竭。

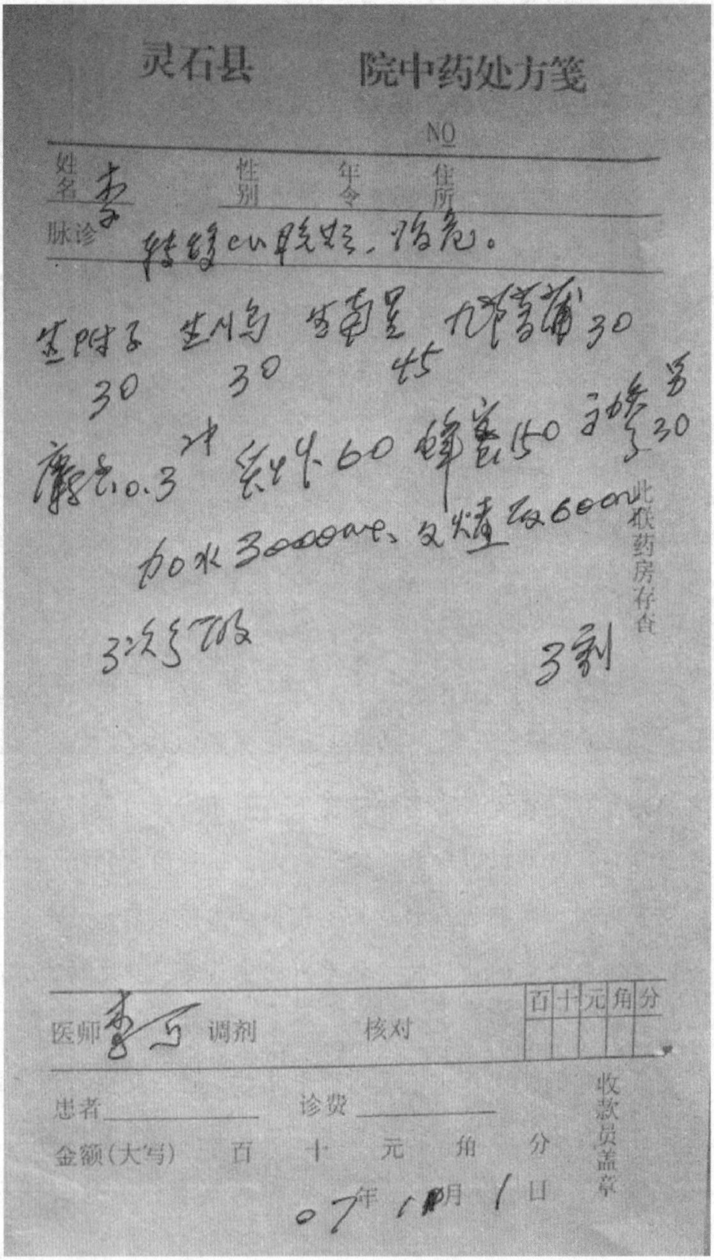
灵石县　　院中药处方笺

NO

姓名 李　　性别　　年令　　住所

脉诊 [illegible]

生附子 30　生川乌 30　生南星 45　九节菖蒲 30

麝香 0.3 冲　红参 60　蜂蜜 150　云苓 30

加水 3000ml、文火煮取 600ml

3次分服　　3剂

此联药房存查

医师 李可　调剂　　核对　　百 十 元 角 分

患者＿＿＿＿　诊费＿＿＿＿　收款员盖章

金额(大写)　百　十　元　角　分

07年 1月 1日

2009 年 12 月，张涵记录并整理

逐水扶正，攻补兼施

肝癌晚期一例

——腹大如瓮，胀急欲死。

尽力而为，终不治。

某女，33岁，湖南人。

肝癌术后7年，一直素食，或见其瘦弱，劝其吃羊肉，不数日，忽腹胀如鼓。07年12月10日经某医院诊为“肝实质弥漫性病变，多发结节，肝癌，门静脉栓塞形成，腹水，腹腔多发淋巴结肿大”。辞以不治。患者家人不肯回家，求县医院治疗，输液维持。

患者家属多次电话寻求恩师治疗，恩师去新加坡已2个月，一日数次电话邀我出诊。其时我刚亲自试完大灸月余，关元穴处溃破化脓如核桃大，体乏多汗，生活尚不能自理，本欲婉辞，但患者亲属之言辞间亲情感人，忆师父以慈悲为怀之教导，遂不敢辞以辛苦。

07年12月17日，一诊：患者住医院已7日，呕逆几不能进食，仅靠点滴液体维持。望其神疲弱，面晦暗，气息弱，舌淡。腹胀大如瓮不得卧寐，不能食，此极耗元气。诊其脉六脉浮散数疾，120次/分钟，下三部尚可见。问其病因，因于长期忧郁、郁怒。方以附子理中汤加五苓散。

处方：制附片45g，干姜45g，高丽参30g（另），炙草30g，活磁石30g，生山萸肉60g，云苓45g，白术45g，桂枝30g，猪苓30g，泽泻30g，油桂20g，姜炭30g，车前子30g（包），生姜45g，大枣12枚。

当日服药后第1次，呕出，第2次未吐，次日凌晨吐出许多秽物，吐数次后知饥索食，中午又吐，但吐后能进食少许。

07年12月19日，二诊：守方。呕吐止，食纳渐增，日大便数次，腹胀稍缓。牙齿由枯白渐渐转有晶亮之色，此中气渐运，胃气、肾气渐复之佳兆。

但此时此地无处买到攻下逐水之中药，另外的难题是，正气尚未恢复，不敢使用峻剂攻水，恐致正气衰败。此问题一直是治疗腹水重症的一个难题。

12月20日见其食纳渐好，遂去南宁见恩师，顾不上恩师长途颠簸劳累，求师为其处方，以下为恩师方：

三诊：肝癌术后复发，胸腹水，腹大如瓮，脐凸胸平。广泛转移，多个，最大3cm，六脉浮散，急，120次/分。先予理中合五苓，7日呕逆不能进食，药后胃气来复，知饥索食，脉敛。现胸水重度，胀欲死。急则治标，暂用十枣汤攻水，得泻，速服大破格，需要先备妥，泻后即服。

处方：甘遂1.5g（醋制），生半夏75g，炙草30g，生附子30g，高丽参30g（另），大枣30枚（煮浓汁对入），10日左右用1次。

我把方子发给病人姐姐，嘱其早日配药。十枣汤中的甘遂、大戟、芫花一般药店不备，且必须要处方签字，有的药店甚至要公安局开的信才卖，直到我回到灵石给她寄到药，时间已过去了将近1个月。此例患者又存活了2个月余。

抄方心得

此病因于郁怒，处方中药皆是对症治疗，更重要的是治心。在患者家中住时，不时开导其心结，冀其能顿超凡虑，改变心态、性情。

医药对此情志病而言，毕竟是外缘，把消极的情绪转为积极乐观的情绪，才是治病的根本药，故古人医心为上，“上工治神”。

腹水不去，胀急欲死，很消耗元气，但病至此，已入膏肓，抽水会更糟，攻下同样糟。

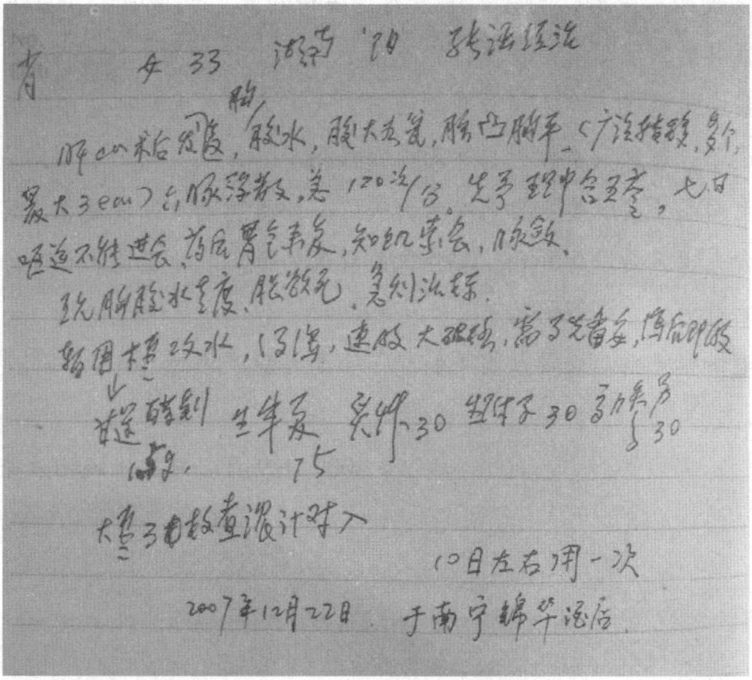
女 33
10日左右用一次
2007年12月22日 于南宁锦华酒店

怎么才能下水而不伤正呢？在很久的一段时间里，我一直在思考利下腹水这个难题，怎样才能逐水而不伤正，后来终于有了一些突破，逐水剂合麝香及扶正药一起制成胶囊——消蛊散。用于逐水效果很好，虽不一定能治愈疾病，但是能改善其生存质量。我在尝服时，仅用0.3g，足足水泄了5次。

另一例重症肝癌晚期腹水黄疸的治疗中，此消蛊散发挥了作用，虽然没能挽回病人的生命，但却使他减轻了许多痛苦。

患者男，45岁，山东人，08年12月查出肝癌，无乙肝病毒，在省立医住院18天，于09年元旦出院，西医断言活不过3个月。

09年3月17日刻诊时，已不能服药，不进食2日。腹大如瓮、胀急欲死，痛苦不可名状，言自己要用刀把肚子划开。

处以补中气方剂合五苓散，送服消蛊散胶囊3粒，当日大便下黑水数次，泻下许多胶黏痰块，形同果冻，腹部现皱纹，能进食。次日能自己下床活动，日进食多次，2日后能自己坐着看电视3个小时。服3日后，腹胀可忍受时，去散，服方药，病情稳定。十多日后，留下消蛊散，嘱其酌情服用。后住院，终不治。

我常常感叹，在疾病与死亡面前，大夫能做什么？大夫在疾病面前太渺小了，就像人类在大自然面前一样渺小。

生病了不要认为把自己交给大夫、交给医院就可以康复了，其实再好的大夫也只是助缘而已，心外求法皆属外道。改变自己的心态，改变自己的行为，才是最好的药。

珍惜自己的生命要从当下做起，不要等病了才想起养生。

2009年9月2日，张涵记录并整理

附骨阴疽，内外兼治

骨瘤一例

——古方取效，痛止肿消。

周某某，女，成年，香港人。

07年6月18日一诊：股内侧骨瘤，溃破，腿肿胀甚，痛剧，不能行走。

处方：

1. 生芪250g，制附片100g，制川乌30g，黑小豆30g，防风30g，桂枝90g，干姜90g，吴茱萸30g，“止痉散3～3，川贝6g”（冲），生半夏50g，生南星30g，桂枝尖90g，川牛膝30g，漂海藻50g，甘草50g，大贝120g，鹿角霜45g，熟地30g，麻黄5g，白芥子10g（炒研），油桂10g（后5分下），辽细辛45g（后5分下），麝香0.15g（分3次冲），蜂蜜150ml，生姜120g，大枣25，枚，葱白1尺。10剂。

2. 白芥子（炒研）、甘遂、芫花、大戟各50g，制粉，高度白酒调糊贴敷患处，热熨。日2次

3. 乌龙丹21粒，日服1粒，服7日停3日。

服药之后，痛减，溃处痒如虫行，又守方寄药两次。

07年7月17日二诊：痛已止，腿已变细，溃处痒如虫行。

守方，制附片加至200g，逐日迭加10g，加服固本散善后。

抄方心得

黑龙丹是一古方，内有许多矿物类药，多有毒之品；恩师称其药物配合非常精当，与乌头汤配合取效更佳，可治疗骨病，恩师用之治疗一些骨肿瘤。

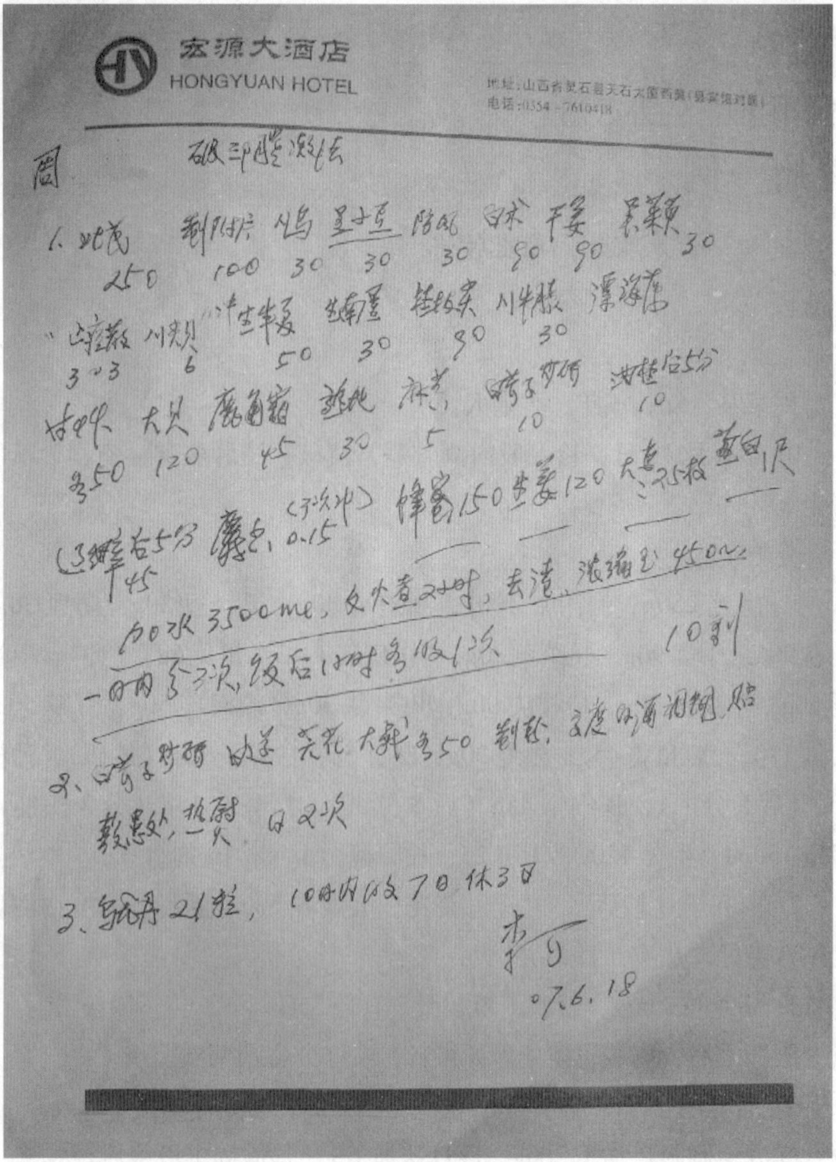
宏源大酒店
HONGYUAN HOTEL
地址：山西省灵石县天石大厦西侧（县宾馆对面）
电话：0354-7610418

周 [illegible]

1、北芪250 [illegible]100 [illegible]30 [illegible]30 防风30 白术90 干姜90 [illegible]30

[illegible] 川椒6 生半夏50 [illegible]30 [illegible]90 [illegible]30

[illegible] 大贝120 鹿角霜45 [illegible]30 麻黄5 [illegible]10 油桂后5分10

[illegible]后5分45 麝香0.15（分次冲） 蜂蜜150 生姜120 大枣25枚 葱白1尺

加水3500ml，文火煮2小时，去渣，浓缩至450ml，

一日内分3次，饭后1小时各服1次 10剂

2、白芥子 [illegible] 芫花 大戟各50 [illegible]，[illegible]调糊，贴敷患处，热熨 日2次

3、[illegible]21粒，10日内服7日 休3日

李可
07.6.18

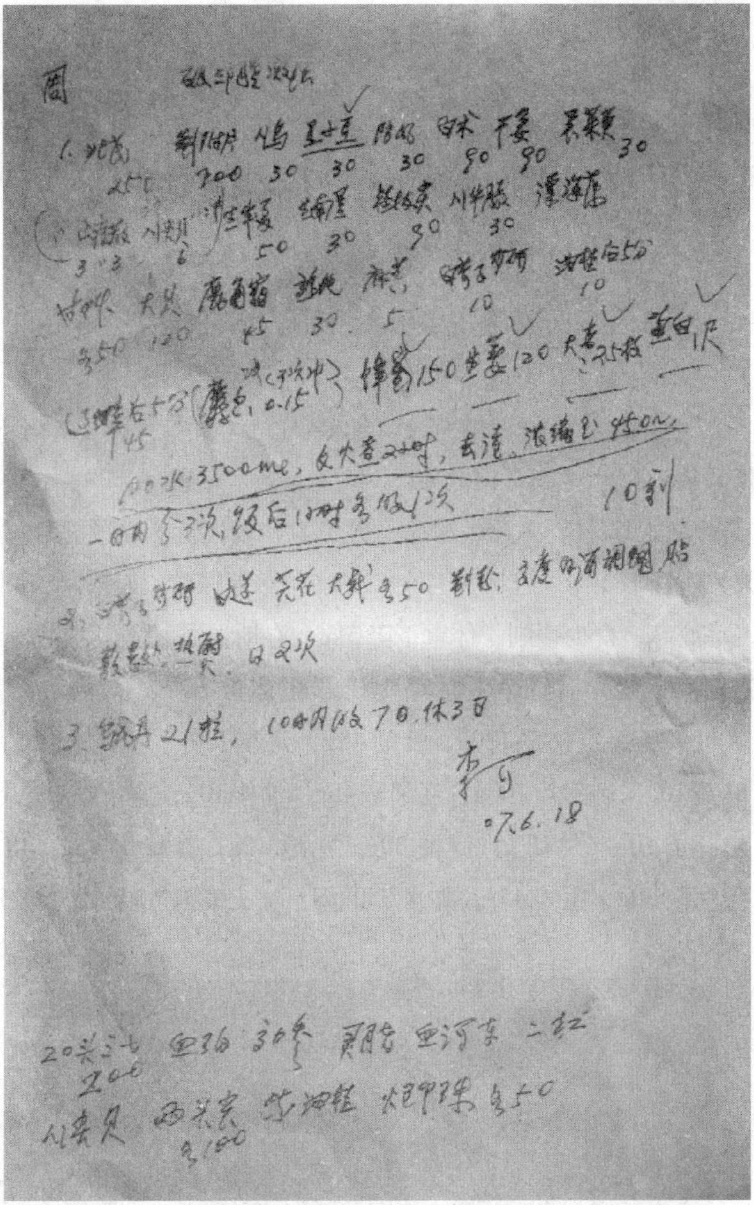

2009 年 12 月 20 日，张涵记录并整理

药名相似，慎防药误

恶性淋巴瘤一例

——剧痛，整日号哭，不能进食。

服药后痛减半，食纳大增。

张某某，女，35 岁，河北人。

07 年 5 月 12 日，一诊：河北一男子为其妻代诉：左颈恶性淋巴瘤拳头大，病程 1 年半，已卧床月余，怀疑左髂骨转移。面灰暗，剧痛不可忍，手冷麻，食少瘦削，体重下降 5kg，心动神摇。

处方：漂海藻 100g，生甘草 100g，止痉散 6 ~ 6（冲），木鳖子 30g，大贝 120g，夏枯草 120g，牡蛎 45g，元参 120g，生芪 250g，鳖甲 30g，麻黄 10g，制附片 100g，辽细辛 45g，油桂 10g，鹿角霜 45g，干姜 90g，白芥子 10g（炒研），僵蚕 30g，熟地 45g，露蜂房 45g，生半夏 45g，生南星 30g，生姜 45g，加水 3500ml，文火煮取 600ml，3 次分服。30 剂。

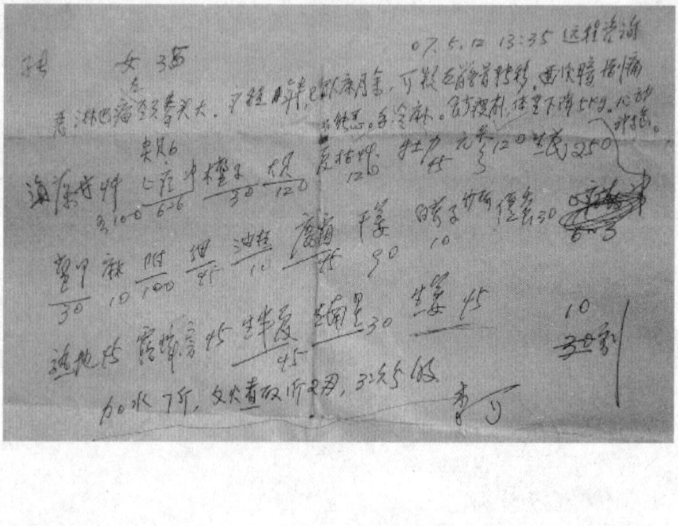

07年6月12日，二诊：患者仍不能行动，其夫代诉。

处方：漂海藻100g，生甘草50g，木鳖子30g，止痉散3～3（冲），生南星30g，生半夏45g，大贝120g，牡蛎30g，夏枯草30g，麻黄10g，制附片100g，辽细辛45g，油桂10g，鹿角霜45g，姜炭30g，白芥子10g（炒研），熟地30g，生姜60g，加水3000ml，文火煮取300ml，3次分服。10剂。

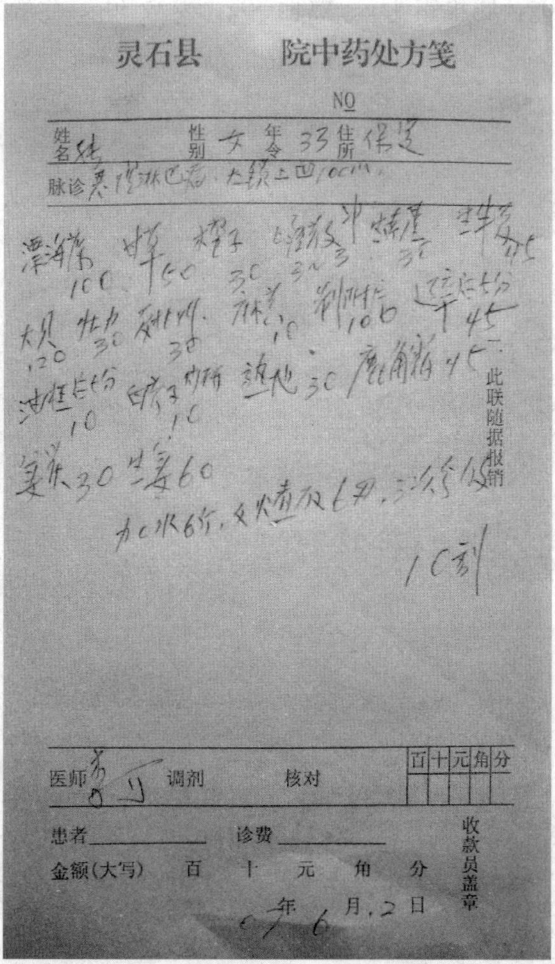

07年6月27日，三诊：左颈恶性淋巴瘤拳头大，1年半，左髂骨转移。面灰暗，剧痛不能忍，整日号哭，心动神摇，不能食，瘦削（近月余减重5kg）。手冷麻，脉微细，舌淡紫。5月12日远程咨询，予攻癌加生半夏、生南星、露蜂房合阳和汤25剂，6月12又服10剂，食纳大增，由卧床不起渐可起坐，痛减半，唇转红润，余症不详。守方，加两头尖45g，乌龙丹7粒（每日1粒）。

处方：漂海藻100g，生甘草60g，止痉散3～3（冲），晒参30g，木鳖子30g，两头尖45g，生南星30g，生半夏45g，大贝120g，牡蛎30g，夏枯草30g，麻黄10g，制附片150g，辽细辛45g，油桂10g，白芥子（炒研）10g，鹿角霜45g，熟地30g，姜炭30g，生姜60g，煮法同前。30剂。

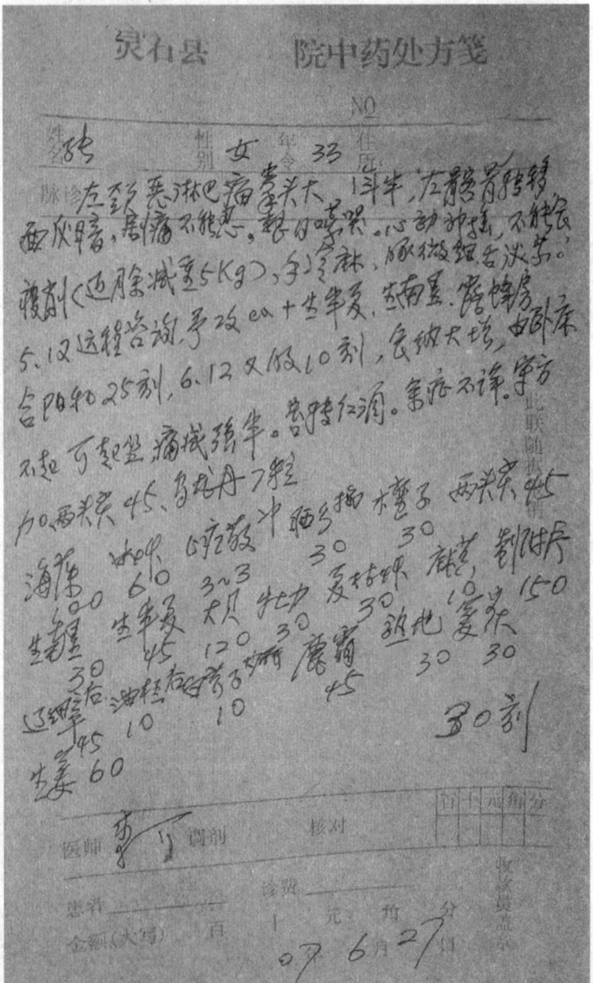

07年7月20日，四诊。

处方：漂海藻50g，甘草50g，制川乌30g，黑小豆30g，蜂蜜150ml，止痉散3～3（冲），木鳖子30g，两头尖45g，大贝120g，牡蛎45g，制附片90g，白芥子10g（炒研），鹿角霜45g，油桂10g（后），姜炭10g，麻黄5g，辽细辛45g（后5分下），10剂。乌龙丹7丸，每日1丸。

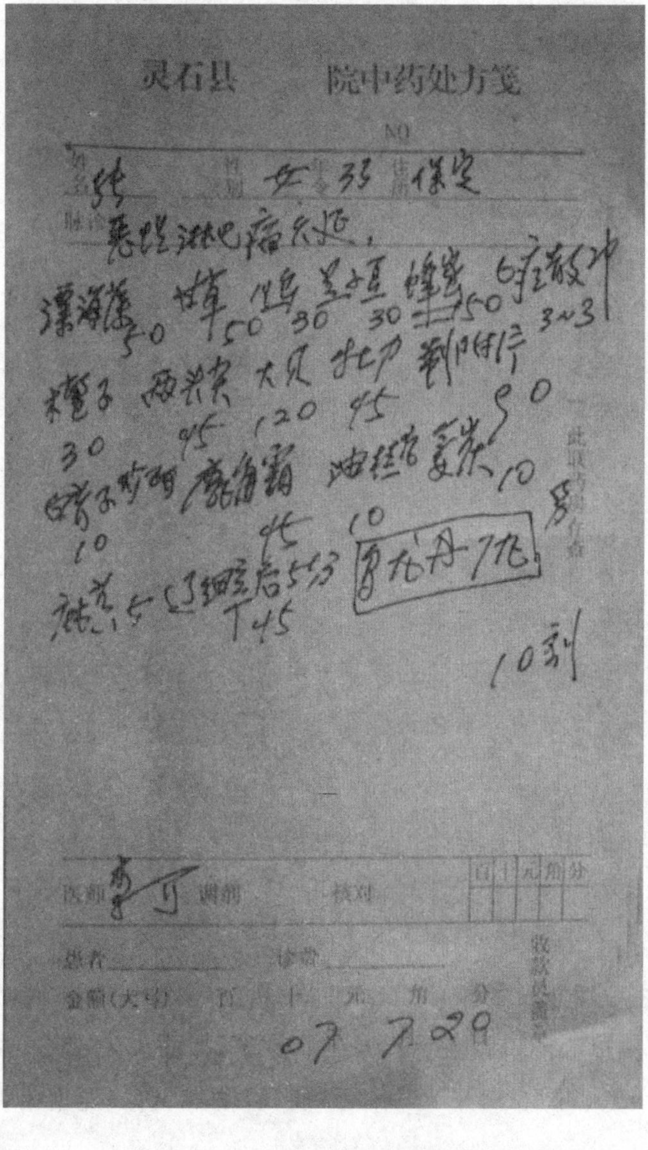

07年8月1日早，其夫又从河北前来咨询，昨因路远不便，在当地取药，但觉中药饮片有异样，恐有差错，特前来让我验看。打开看后，不由大吃一惊，药内竟有许多马钱子！多亏其人心细，觉有异样，尚问司药者，答曰这就是木鳖子。

抄方心得

木鳖子，《本草蒙筌》载："味甘，气温，无毒。朗州（属湖南）所生，藤茎甚大，黄花绿叶，子若栝蒌，生青熟红，肉上有刺，其核类鳖，故此得名。消肿突恶疮，除黯粉刺。两胯蚌毒立效，双乳痈赤殊功。止腰疼，主折损。匪专追毒，亦可生肌。按：乌头毗穗，亦名木鳖子。两物一名，不可不识。"

马钱子，又名番木鳖，有大毒。俗云，"马钱子，马前吃了马后死"。

中药名略有差别，则物类迥异，绝不能如认汉字一般，想当然。早几年《大河报》载郑州一医疗事故，由于大夫处方潦草，一药房认车前子为马前子，又给药马钱子，患者服后即中毒不治。生命攸关，岂可想当然！

此例中，患者家属曾询问彼司药，言似乎一药有花纹，中有仁。司药竟取秤砣砸开马钱子让其看"仁"。

也曾见到一些中药店，山茱萸与吴茱萸分不清，鸡矢藤与鸡血藤分不清。别说药之质量能否保证，就连药能否取对都有问题，疗效自然不能保证。

07年8月10日，五诊：恶性淋巴瘤，已服药85剂，痛不可忍已止，瘤体如岩未变，仍卧床，食纳可，其夫代诉。守方。

处方：

1. 生芪120g，漂海藻50g，甘草50g，制附片100g，制川乌30g，稆豆30g，木鳖子30g，防风30g，干姜30g，两头尖45g，大贝120g，止痉散3~3（冲），白芥子10g（炒研），晒参30g，鹿角霜45g，油桂

10g，辽细辛 45g（后），麻黄 5g，夏枯草 100g，蜂房 150g，生姜 45g，大枣 20 枚，生南星 30g，加水 3500ml 文火煮取 300ml，入参汁，3 次分服。30 剂。

2. 乌龙丹 21 丸，日 1 丸。

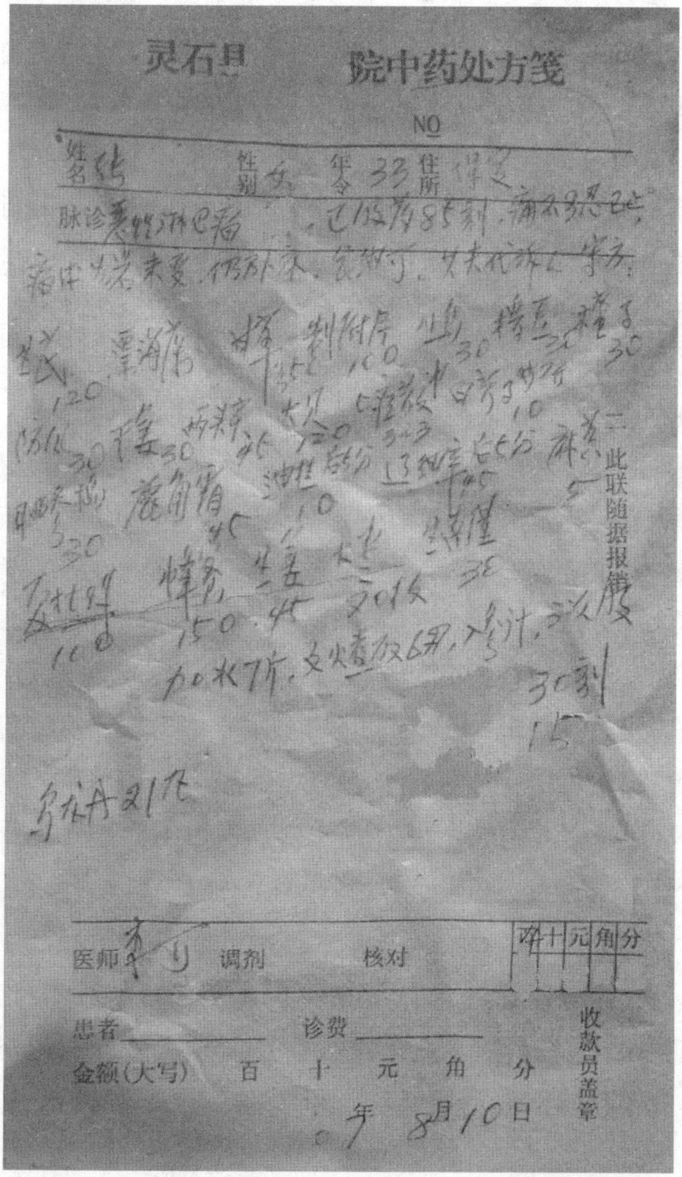
灵石县　　院中药处方笺

NO

姓名　　性别 女　　年令 33　　住所

脉诊

二联 此联随据报销

医师　　调剂　　核对　　百 十 元 角 分

患者　　诊费

金额(大写)　百　十　元　角　分

年　8月 10日

收款员盖章

抄方心得

乌头汤，主药制川乌，与附子、天雄属同一植物。

川乌为毛茛科植物乌头的干燥母根。本品初生发芽长出地面时，形如乌鸦之头，故称乌头，产于四川省者又名川乌。始载于《神农本草经》，列为下品。附子生于母根两侧各一，体形较大，其形八角，独生者为天雄。川乌温通经络之力过于生附子，其性走而不守，内服多用制川乌。

生附子，皮灰黑，肉白。其皮毒性甚大，故用皆去皮，捣时闻之即觉口鼻发麻紧滞。我曾煮汁服尝之，煮时有香味，无制附子之苦味，当尝服量至100g时，出现头面口唇麻木，浑身麻木，心律失常，瞑眩反应，之后汗出如浴，呕吐腹泻，脉微欲绝。故用时去皮，捣破，煮2小时，按证定量，切忌证轻药重，备蜂蜜、防风、炙草、黑豆等，出现上述中毒现象时，服之即解其毒。恩师常用于治疗各种寒邪坚凝之痼疾重症，温通经络之力过于制附子。

诸症痛剧，邪盛正虚，邪愈盛，痛愈甚。《病机十九条》谓，诸疮痛痒皆属心火。心主血脉，寒盛血脉凝阻，不通则痛。若邪盛正虚则血脉不能宣畅，则痛加剧，若正渐复、邪渐祛则痛减。乌头汤用于治疗寒邪痹阻经络之疼痛，配合乌龙丹有极好的效果。乌龙丹能通经络痹阻，治疗痹症效佳。

此例剧痛，恩师用大乌头汤配合乌龙丹，止痛效佳。

此案数诊均是其夫代诉，未见到患者本人。

2009年12月，张涵记录并整理

急危重症，急救两本

巨型肝癌一例

——病情平稳，病灶无变化。

程某某，男，59岁，河南人。

07年9月4日，巨型肝癌，介入术后，面萎黄灰暗，不思食。小便频，清长，1小时1次。脉急124次/分，按之散。胃气已败，轰轰发热，少阴告急。

处方：

1. 炙草140g，干姜45g，高丽参30g（另），生山萸肉120g，三石各30g，生半夏45g，云苓45g，生姜45g，制附片70g，白术45g，油桂10g（后），加水3000ml，文火煮2小时，取300ml，日分3次服。5剂。

2. 熟地30g，麻黄5g，白芥子10g（炒研），鹿角霜45g，油桂10g（后7分下），姜炭10g，止痉散12～12（入煎），漂海藻50g，甘草50g，大贝120g，两头尖45g，高丽参15g（另），五灵脂30g，木鳖子30g，制附片100g，煮服法同前。20剂。

抄方心得

“不思食”，胃气已败。

“小便频，清长，1小时1次”，肾气告急。

“脉急124次/分，按之散”，脉象疾急无力，不任寻按。平人一息，脉来四至五至，为不病，病脉“六至为数，七疾八败，脉已无气”。此脉已近一息九至，综合胃气肾气而论，已是两本飘摇，危在旦夕。

“轰轰发热”，元阳外越之象。

方1以固护胃气，补中气为主。

方2阳和汤加味，温肾水以升肝木，兼消癥散结。

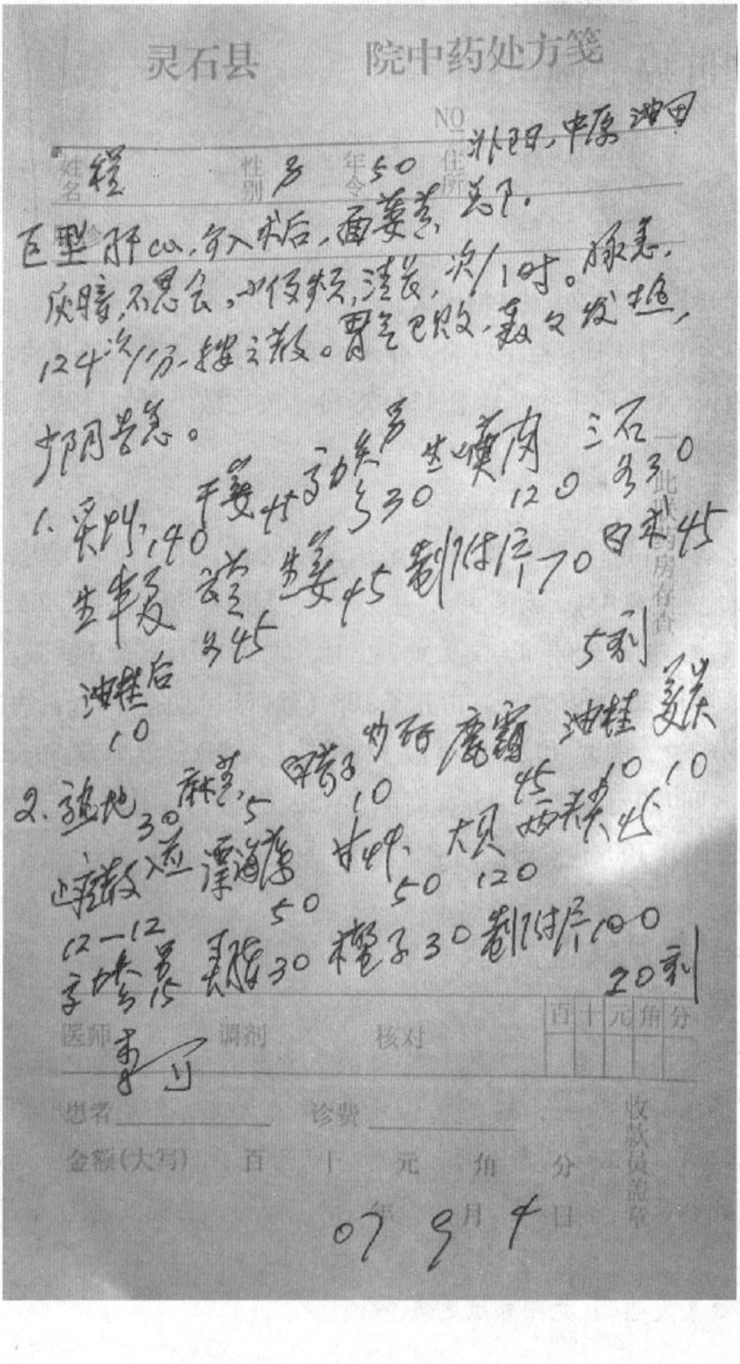
灵石县　　　院中药处方笺

NO

姓名　　性别　　年令　　住所

医师　　调剂　　核对

百　十　元　角　分

患者　　　诊费

金额(大写)　百　十　元　角　分

收款员盖章

07年9月4日

07 年 9 月 28 日，患者家属电话告知，检查病灶未变大，食纳佳，气色变好。

07 年 12 月 13 日，患者家属电话告之，病情平稳，病灶无变化。

08 年 09 月 05 日，二诊：肝癌，2 次介入后，服攻癌阳和法近 200 剂，精神、食纳佳。

处方：熟地 30g，麻黄 5g，白芥子 10g（炒研），鹿角霜 45g，油桂 10g（后 7 分），姜炭 30g，大贝 120g，制附片 100g，高丽参 9g（冲），五灵脂 18g，止痉散 6～3（冲），两头尖 45g，木鳖子 45g，漂海藻 50g，炙草 60g，露蜂房 10g，生半夏 50g，生姜 50g，每旬 7 剂，连服 2 个月。

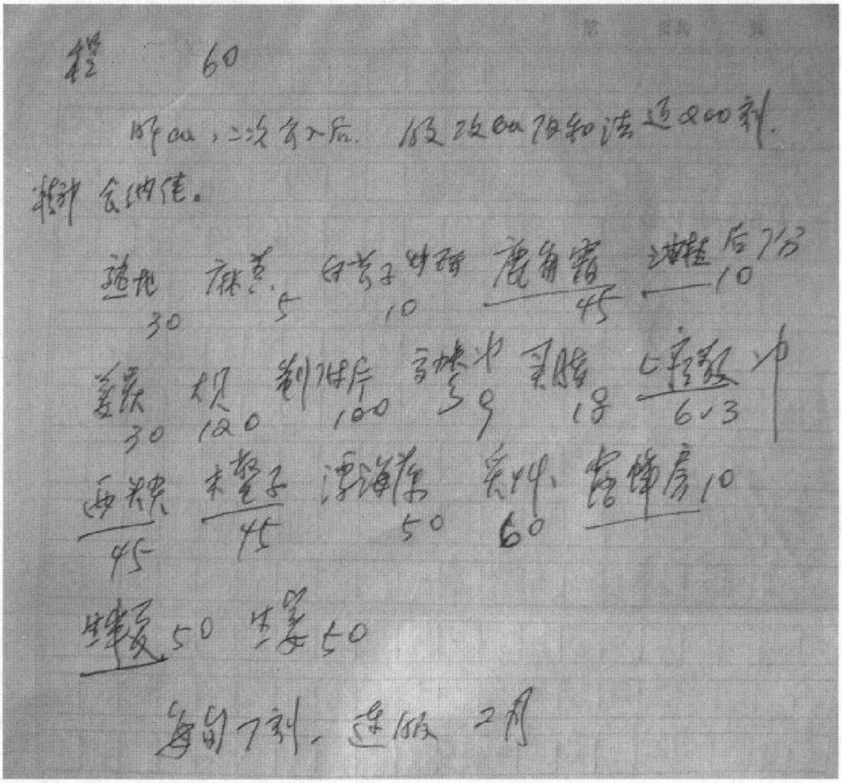

09 年秋，患者家属电，仍守方服药。

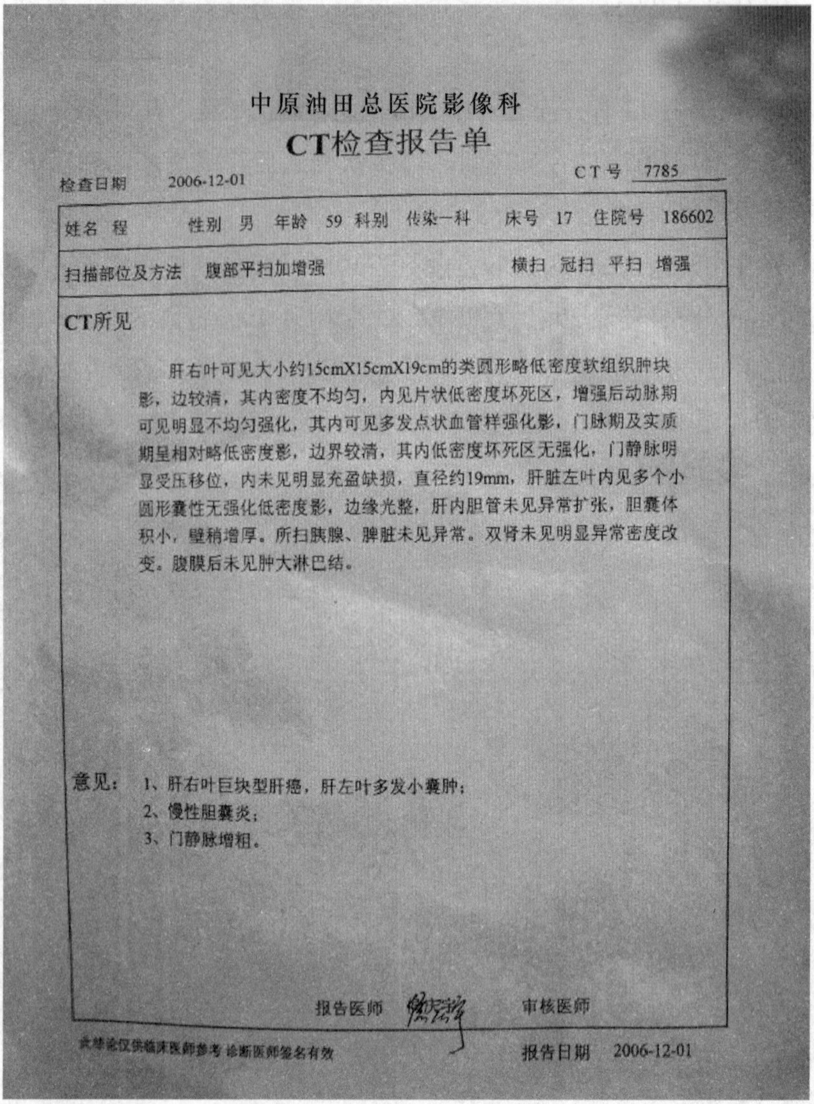

中原油田总医院影像科

CT检查报告单

检查日期　2006-12-01　　　　CT号 7785

姓名 程　性别 男　年龄 59　科别 传染一科　床号 17　住院号 186602	
扫描部位及方法　腹部平扫加增强	横扫　冠扫　平扫　增强

CT所见

肝右叶可见大小约15cmX15cmX19cm的类圆形略低密度软组织肿块影，边较清，其内密度不均匀，内见片状低密度坏死区，增强后动脉期可见明显不均匀强化，其内可见多发点状血管样强化影，门脉期及实质期呈相对略低密度影，边界较清，其内低密度坏死区无强化，门静脉明显受压移位，内未见明显充盈缺损，直径约19mm，肝脏左叶内见多个小圆形囊性无强化低密度影，边缘光整，肝内胆管未见异常扩张，胆囊体积小，壁稍增厚。所扫胰腺、脾脏未见异常。双肾未见明显异常密度改变。腹膜后未见肿大淋巴结。

意见：1、肝右叶巨块型肝癌，肝左叶多发小囊肿；
2、慢性胆囊炎；
3、门静脉增粗。

报告医师　　　审核医师

本结论仅供临床医师参考 诊断医师签名有效　　报告日期 2006-12-01

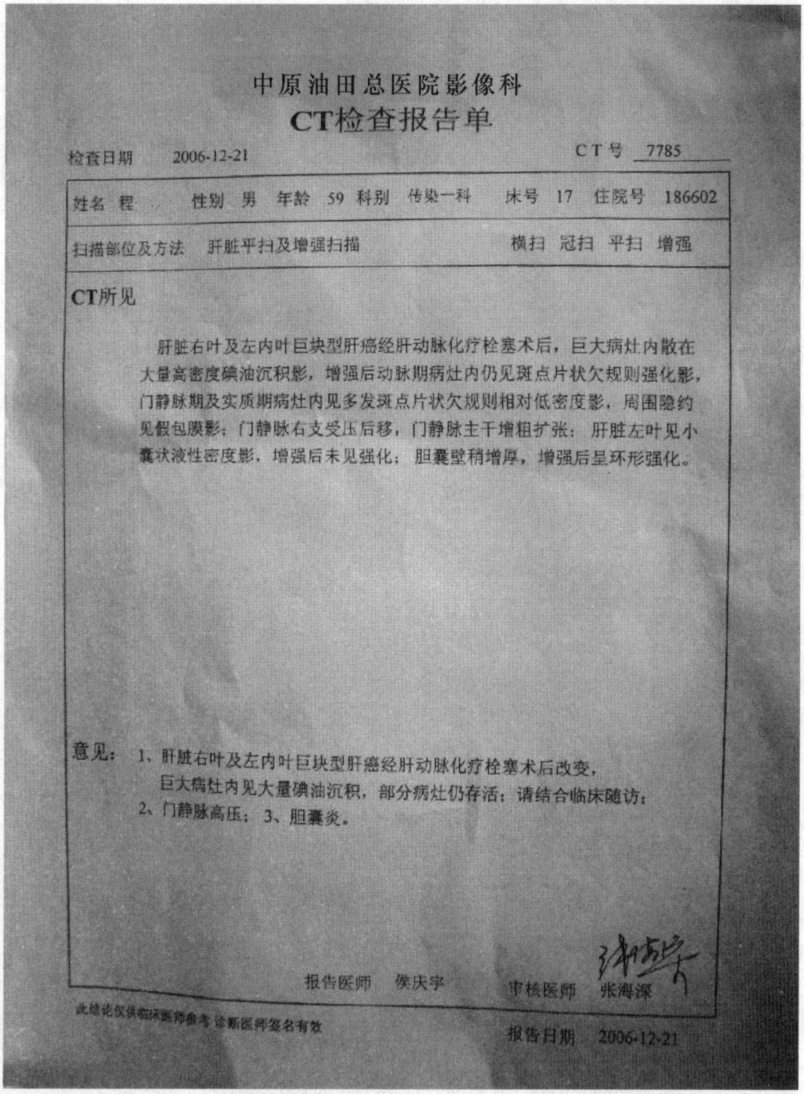

中原油田总医院影像科

CT检查报告单

检查日期 2006-12-21　　　　CT号 7785

姓名 程 性别 男 年龄 59 科别 传染一科 床号 17 住院号 186602	
扫描部位及方法 肝脏平扫及增强扫描	横扫 冠扫 平扫 增强

CT所见

肝脏右叶及左内叶巨块型肝癌经肝动脉化疗栓塞术后，巨大病灶内散在大量高密度碘油沉积影，增强后动脉期病灶内仍见斑点片状欠规则强化影，门静脉期及实质期病灶内见多发斑点片状欠规则相对低密度影，周围隐约见假包膜影；门静脉右支受压后移，门静脉主干增粗扩张；肝脏左叶见小囊状液性密度影，增强后未见强化；胆囊壁稍增厚，增强后呈环形强化。

意见：1、肝脏右叶及左内叶巨块型肝癌经肝动脉化疗栓塞术后改变，巨大病灶内见大量碘油沉积，部分病灶仍存活；请结合临床随访；2、门静脉高压；3、胆囊炎。

报告医师 侯庆宇　　审核医师 张海深

此结论仅供临床医师参考 诊断医师签名有效

报告日期 2006-12-21

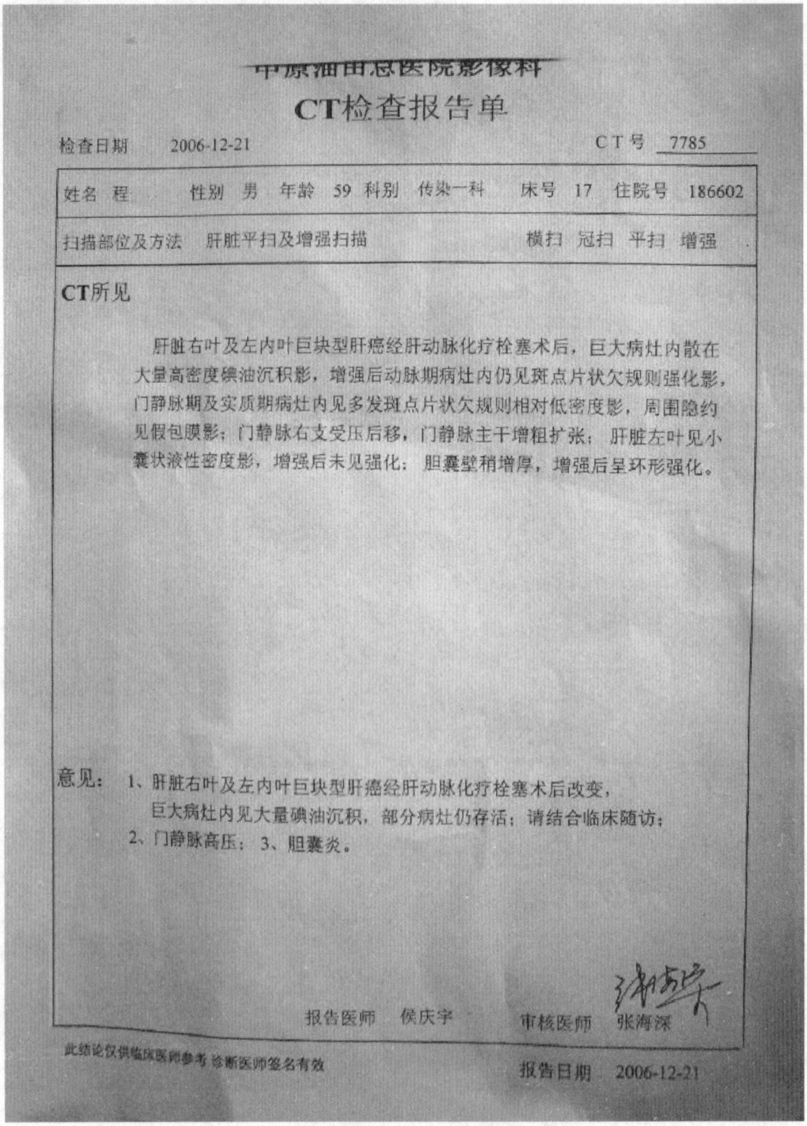

中原油田总医院影像科

CT检查报告单

检查日期 2006-12-21　　　　CT号 7785

姓名	程	性别	男	年龄	59	科别	传染一科	床号	17	住院号	186602
扫描部位及方法	肝脏平扫及增强扫描							横扫	冠扫	平扫	增强

CT所见

肝脏右叶及左内叶巨块型肝癌经肝动脉化疗栓塞术后，巨大病灶内散在大量高密度碘油沉积影，增强后动脉期病灶内仍见斑点片状欠规则强化影，门静脉期及实质期病灶内见多发斑点片状欠规则相对低密度影，周围隐约见假包膜影；门静脉右支受压后移，门静脉主干增粗扩张；肝脏左叶见小囊状液性密度影，增强后未见强化；胆囊壁稍增厚，增强后呈环形强化。

意见：1、肝脏右叶及左内叶巨块型肝癌经肝动脉化疗栓塞术后改变，
巨大病灶内见大量碘油沉积，部分病灶仍存活；请结合临床随访；
2、门静脉高压；3、胆囊炎。

报告医师 侯庆宇　　审核医师 张海深

此结论仅供临床医师参考 诊断医师签名有效

报告日期 2006-12-21

濮阳市油田总医院
超声诊断报告单

姓名：程　　性别：男　　年龄：61 岁　　住院号：
仪器型号：ALOKA-SSD17001　　检查部位：肝胆胰脾；

超声图像：

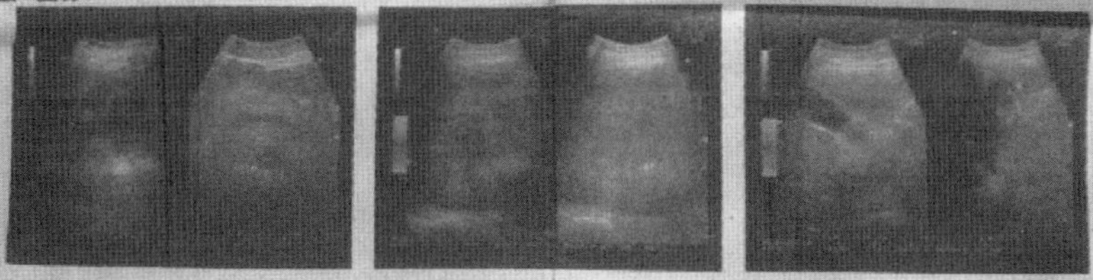

超声描述：　肝形态欠规则，左叶体积增大，长约 111mm，厚约 86mm，包膜欠光滑，于肝右叶可探及一大小约 100x85mm 的低回声团，边界清，形态规则，内部回声不均匀，另于左肝内叶可探及一大小约 12x10mm 的无回声团，壁薄光滑，后伴增强效应，余肝实质回声均匀，肝内血管纹理显示清晰，门脉主干内径正常，血流速度 21.8cm/s ，肝内外胆管未见扩张。

胆囊形态饱满，大小约 76x43mm，壁毛糙，厚约 4mm，囊内呈无回声。

胰、脾、肾未见明显异常。

CDFI：未见异常血流信号。

超声提示：　肝硬化继发胆囊改变
肝 Ca 介入术后
肝囊肿

诊断医生签字：　　8:51:04 AM

检查医生：　连醒华
诊断时间：　2008-8-1

此报告仅供临床参考

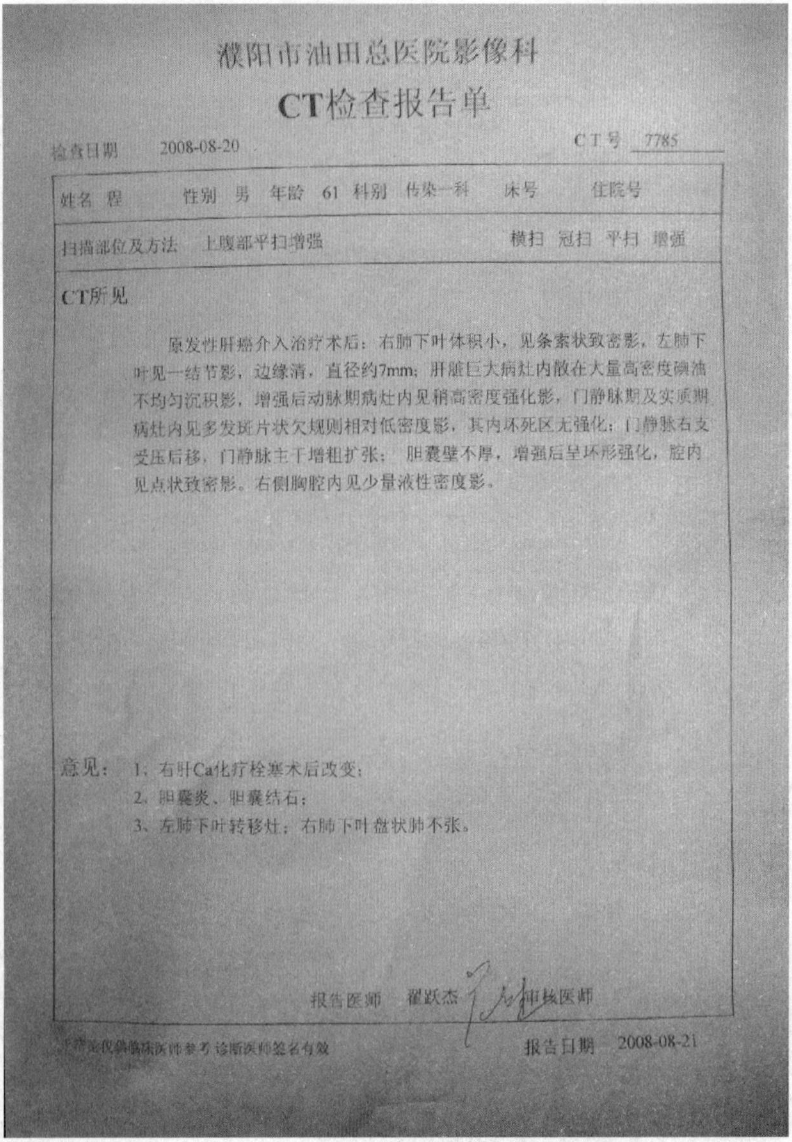

濮阳市油田总医院影像科

CT检查报告单

检查日期　2008-08-20　　　　CT号 7785

姓名 程	性别 男	年龄 61	科别 传染一科	床号	住院号	
扫描部位及方法 上腹部平扫增强				横扫 冠扫 平扫 增强		

CT所见

原发性肝癌介入治疗术后：右肺下叶体积小，见条索状致密影，左肺下叶见一结节影，边缘清，直径约7mm；肝脏巨大病灶内散在大量高密度碘油不均匀沉积影，增强后动脉期病灶内见稍高密度强化影，门静脉期及实质期病灶内见多发斑片状欠规则相对低密度影，其内坏死区无强化；门静脉右支受压后移，门静脉主干增粗扩张；　胆囊壁不厚，增强后呈环形强化，腔内见点状致密影。右侧胸腔内见少量液性密度影。

意见：1、右肝Ca化疗栓塞术后改变；
2、胆囊炎、胆囊结石；
3、左肺下叶转移灶；右肺下叶盘状肺不张。

报告医师　翟跃杰　审核医师

仅供临床医师参考 诊断医师签名有效　　报告日期　2008-08-21

2009 年 12 月，张涵记录并整理

化疗之后，宜扶其正

巨型卵巢癌术后肝转移一例

——七诊后，控制进展，伏邪外透。

刘某某，女，50岁，天津人。

07年9月11日，一诊：巨型卵巢癌术后半年，化疗6次，近发现肝部肿物2cm，性质待定，疑转移。面色苍黄乌暗，两头角胀痛，目睛时时向内收引，手脚指端胀痛。食纳可，二便调，脉右沉滑，左滑，按之散。掌心热甚，时或畏风冷。厌食，食后胃难受如烧灼样，时觉心悸动。化疗后白细胞下降至3500，升白针（吉粒芬）注射60日无效，反致脊柱、手部关节胀痛，血小板亦低。夜尿3次以上。中气大伤，损及肾气。但扶其正。

处方：制附片100g，炮姜90g，红参90g（杵），白术90g，龟板30g，砂仁米30g（姜汁炒），炙草120g，吴茱萸30g，生山萸肉90g，生姜45g，大枣25枚，童子尿100ml（对入），加水3000ml，文火煮取200ml，日分3次服。30剂。

07年9月11日，二诊：胃气来复，伏邪从手太阴足太阳缓缓外透，脉觉稳有根，舌紫暗转红，正气仍弱。

处方：

1. 固本散加止痉散100～100，川尖贝100g，制粉。3g/次，日3次。

2. 漂海藻、甘草各50g，大贝120g，两头尖45g，麻黄5g，白芥子10g（炒研），鹿角霜45g，油桂10g（后5分），姜炭45g，晒参30g，辽细辛45g（后5分），大熟地30g。30剂。

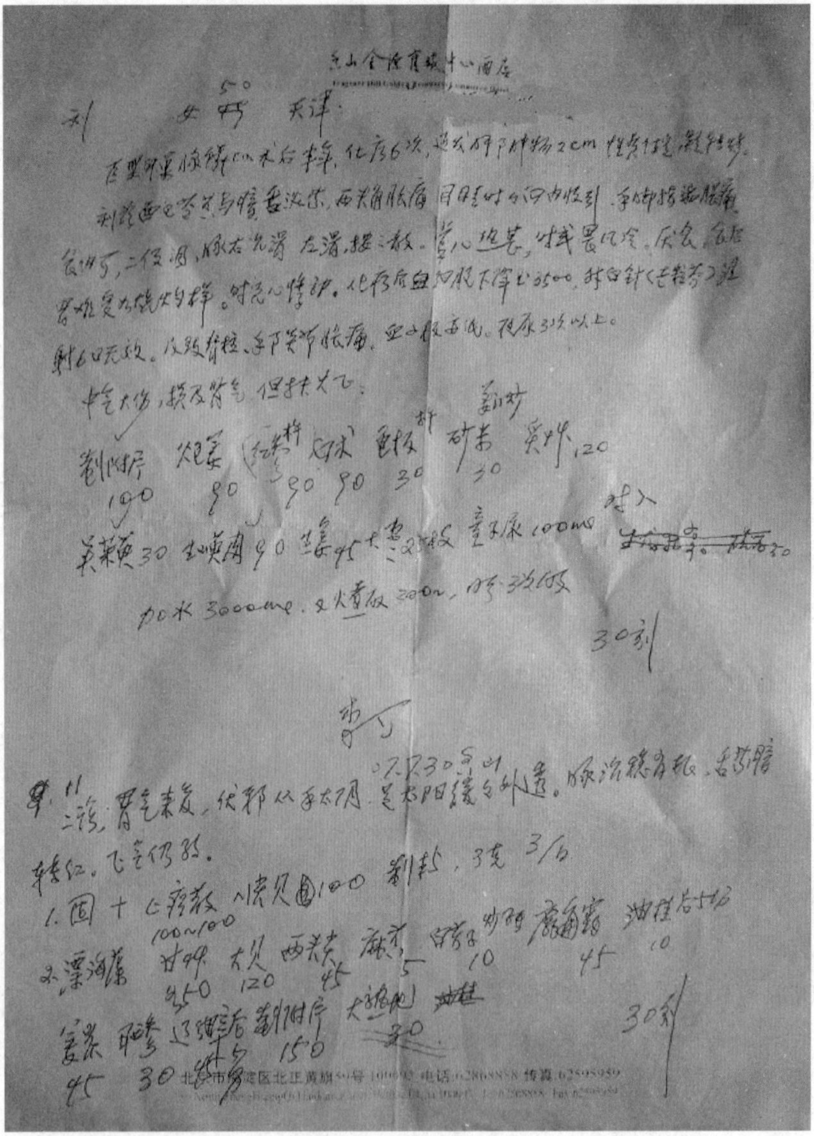

抄方心得

此时患者胃气尚在，但胃气不降。胃主受纳化物，能食能化即是胃气尚在。厌食，食后胃中如灼感，掌心热甚，症属心包相火不降，心包相火之降，取决于胆经相火之降，胆经不降即现两头角胀痛。而气机之升降皆取决于中气之运旋，故治之以理中。

“掌心热甚，时或畏风冷。时觉心悸动。左滑，按之散。”心包相火不降藏，元阳外越之象。故治之以敛藏。“夜尿3次以上，中气大伤，损及肾气”。肾气元阳已伤，童子尿名回龙汤，能收降服制相火而滋肾水，或用自尿也可，弃头尾之浊，用其清。潜阳丹能潜藏相火于命门，温补元阳。

卵巢、肝部之癥瘕，皆起于肝木生发之气郁，乙木之气不能条达，郁于下则成有形之癥瘕——子宫肌瘤、卵巢肿块等厥阴寒凝之症，若郁于上则易患乳腺增生等病，郁于中则横克脾胃之土，而患脾胃之病。不同的人禀赋体质有异，发病则有不同的症状，而其病机则同，故治之以吴茱萸汤加附子以温厥阴之寒结。《伤寒论》言：“脏结者，五脏各具，寒热攸分，宜求血分，虽有气结，皆血为之。假令肝脏结，则两胁痛而呕，脉沉弦而结者，宜吴茱萸汤。”

凡肝气久郁之人，无不肾水亦亏，木郁生风耗水使然。故服一诊方，胃气来复之后，二诊方即用阳和汤，阳和者，春暖阳和、冰雪消融之义，温肾水以升肝木。

患者久病正气虚惫者服固本散，能生精血，固肾气先天之本，迭经化疗伤正，血小板亦低，用血肉有情之品化生精血。

07年10月22日，三诊：稳步好转，矢气特臭，秽浊下泄，便仍欠畅。

处方：漂海藻50g，甘草50g，麻黄10g，辽细辛45g（后5分），桂枝45g，大贝120g，两头尖45g，木鳖子30g，制川乌30g，穞豆30g，桃仁30g，丹参120g，檀降、沉香各10g，砂仁米10g（姜汁炒），鹿角霜45g，白芥子10g（炒研），油桂10g（后），晒参45g（捣），五灵脂30g，大黄10g，制附片150g，姜炭30g，黄芩炭10g，生姜45g，煮服法同前。30剂。

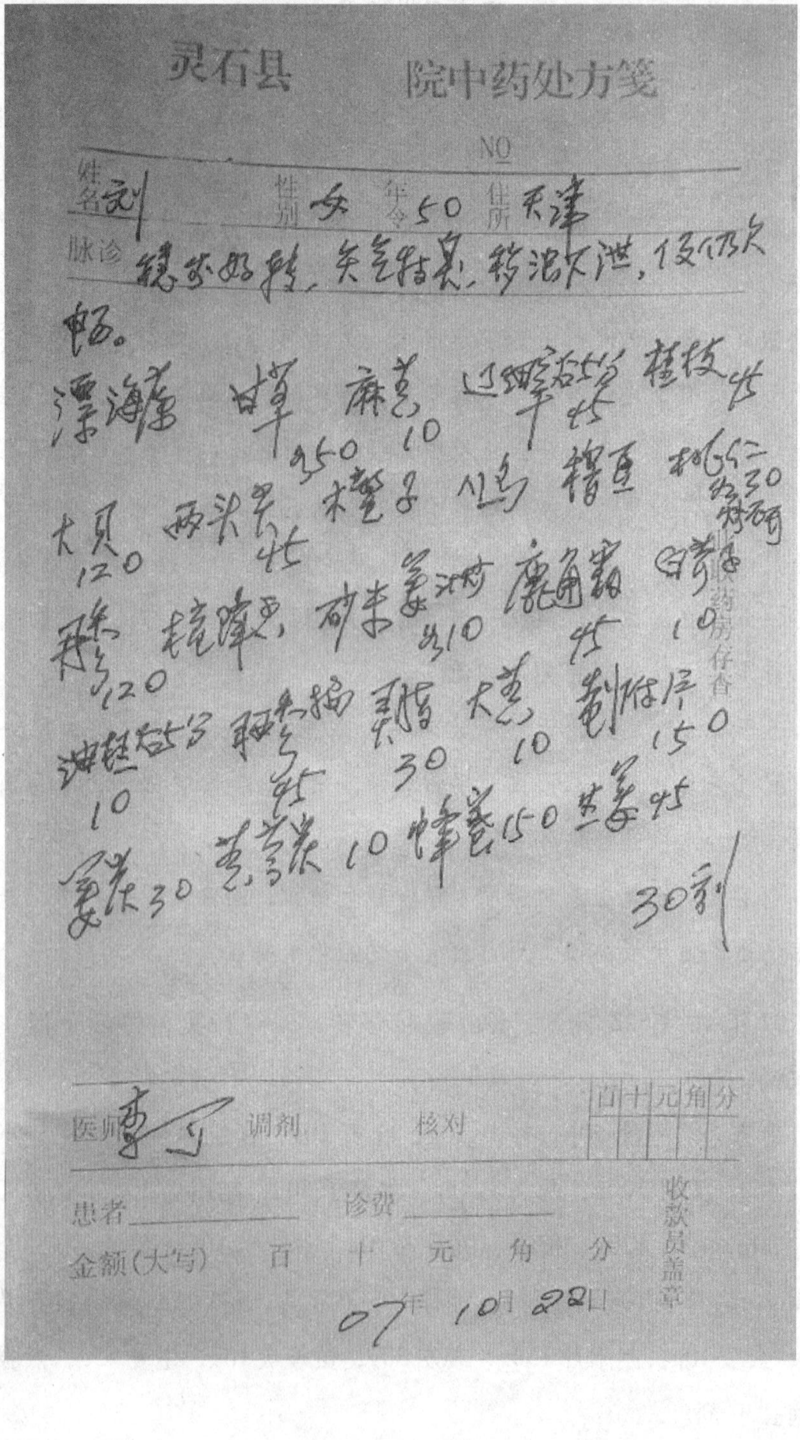
灵石县　　院中药处方笺

NO

姓名 刘　性别 女　年令 50　住所 天津

脉诊

30剂

医师 李可　调剂　核对

百	十	元	角	分

此联药房存查

患者＿＿＿＿　诊费＿＿＿＿　收款员盖章

金额(大写)　百　十　元　角　分

07年 10月 22日

抄方心得

“矢气特臭，秽浊下泄”，此排病反应，郁结之浊气下行。“便仍欠畅”，肝气疏泄不畅，中气虚，阳明降机不利。大便虽经大小肠，然其疏泄赖肝木之条达与中气之运旋有力，用大黄、黄芩炭以通降阳明。

08 年 1 月 24 日，四诊：卵巢癌化疗后转移，已服药 120 剂，肝部肿物 2cm 已消，乙状结肠外肿物 6cm。里急后重，便血，消瘦。

处方：乌梅 63g，川椒 15g，黄连 15g，姜炭 30g，黄柏炭 30g，辽细辛 45g（后），生附子 30g，当归 30g，晒参 45g（捣），油桂 30g（后 5 分），赤石脂 45g，炙草 60g，加水 3000ml，文火煮取 300ml，3 次分服。15 剂。

抄方心得

乙木之气不能有序生发，反而下陷。乌梅丸治寒热错杂之厥阴证，黄柏炒炭能止血又去其苦寒，以防伤下焦之阳。

08 年 2 月 16 日，六诊：正气渐复，邪从热化，本寒依旧。

处方：漂海藻 60g，甘草 60g，止痉散 6 ~ 3（冲），木鳖子 15g，两头尖 45g，大贝 120g，菴闾子 30g，鸡矢藤 60g，高丽参 15g（另），五灵脂 30g，生附子 30g，姜炭 30g，干蟾皮 15g，大黄 10g，辽细辛 45g，生苡仁 45g，败酱草 120g，加水 3000ml，文火煮取 300ml，入参汁，3 次分服。30 剂。

08 年 4 月 5 日，七诊：已控制进展，伏邪有外透之机。

处方：漂海藻 45g，甘草 45g，止痉散 6 ~ 3（冲），生附子 45g（去皮破），焦曲、山楂各 10g，干姜 30g，麻黄 10g，辽细辛 45g，高丽参 15g（另），公英 120g，白芥子 10g（炒研），干蟾皮 30g，生苡仁 45g，牡蛎粉 45g，生姜 45g，葱白 4 寸，煮法同前。30 剂。

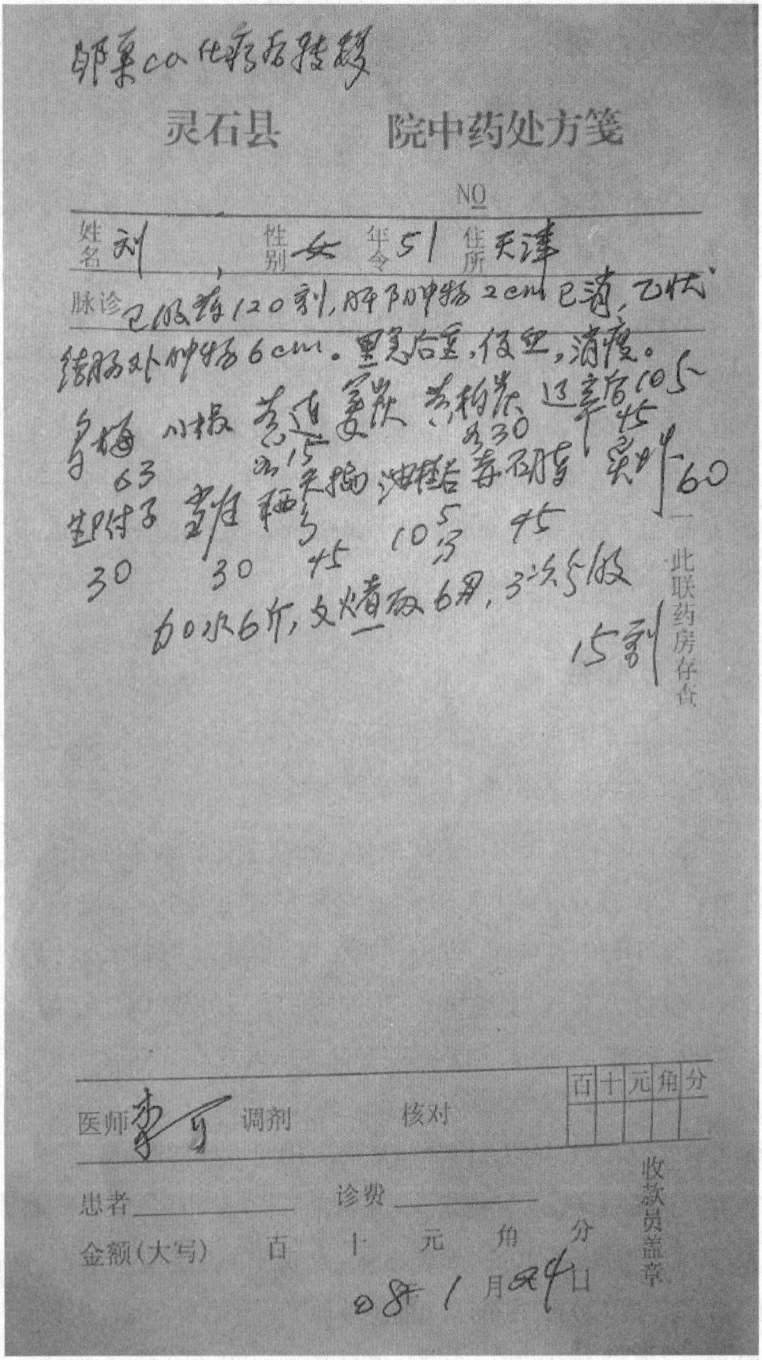

邱某CA化疗后转移

灵石县　　　院中药处方笺

NO

姓名 刘　性别 女　年令 51　住所 天津

脉诊 已服药120剂，肝门肿物2cm已消，乙状结肠外肿物6cm。黑苔白豆，便血，消瘦。

乌梅63　川椒　黄连(炒)15　姜炭　黄柏炭(炒)30　辽细辛10.5　当归45

生附子30　党参30　桂枝45　炙?　油桂后下10.5　赤石脂45　炙甘草60

加水6斤，文火煮取6两，3次分服

15剂

此联药房存查

百	十	元	角	分

医师 李可　调剂　　核对

患者＿＿＿＿　诊费＿＿＿＿

金额(大写)　百　十　元　角　分

08 1 月24日

收款员盖章

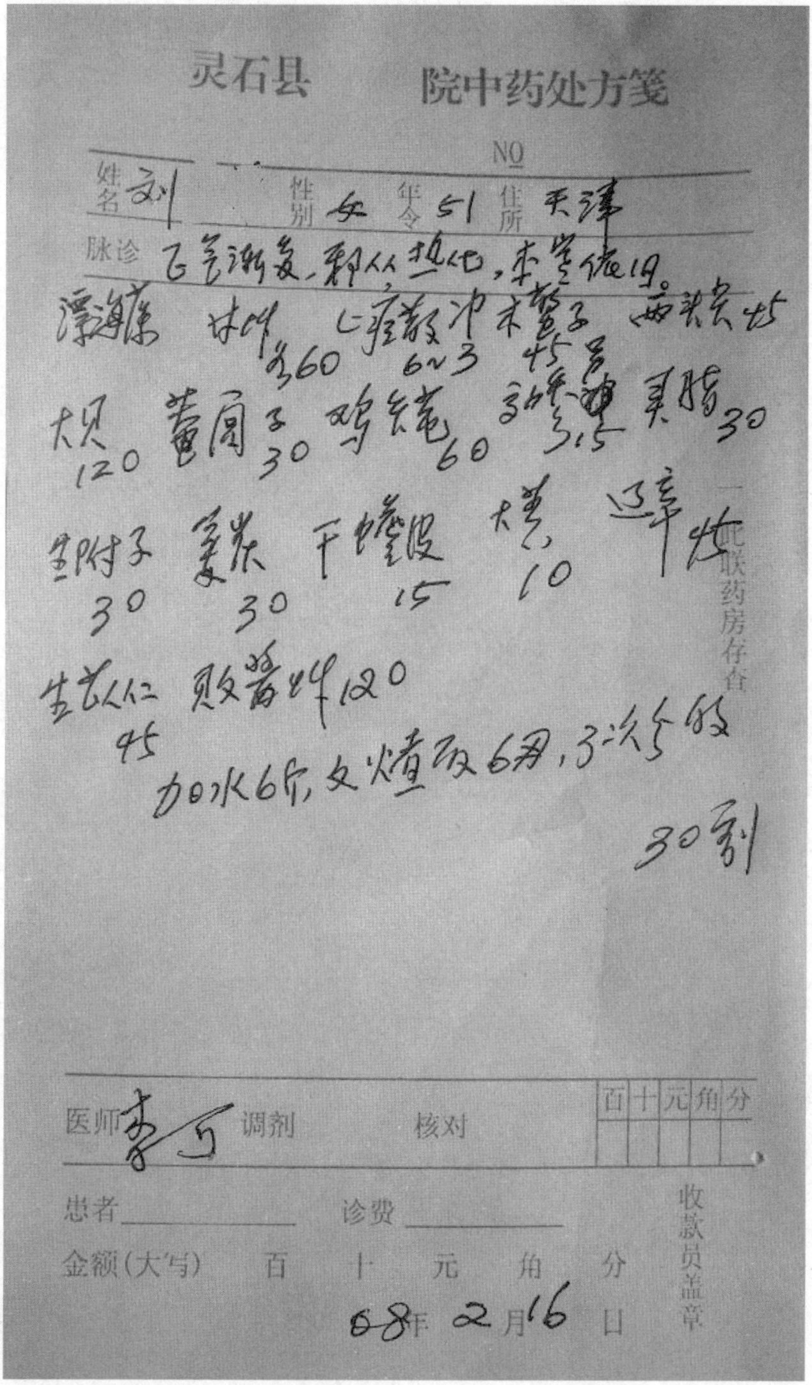

灵石县　　　院中药处方笺

NO

姓名 刘[redacted]　性别 女　年令 51　住所 天津

脉诊 乳癌淋巴、颈部淋巴转移，术后复发

漂海藻 甘草 各60　止痉散 冲 6×3　木鳖子 45　两头尖 45

大贝 120　黄药子 30　鸡矢藤 60　白芥子 15　[illegible] 30

生附子 30　紫菀 30　干蟾皮 15　大黄 10　辽细辛 [illegible]

生苡仁 45　败酱草 120

加水6斤，文火煮取6两，3次分服

30剂

医师 李可　调剂　　核对

百	十	元	角	分

患者＿＿＿＿　诊费＿＿＿＿

金额（大写）　百　十　元　角　分

08年 2月 16日

收款员盖章

一联药房存查

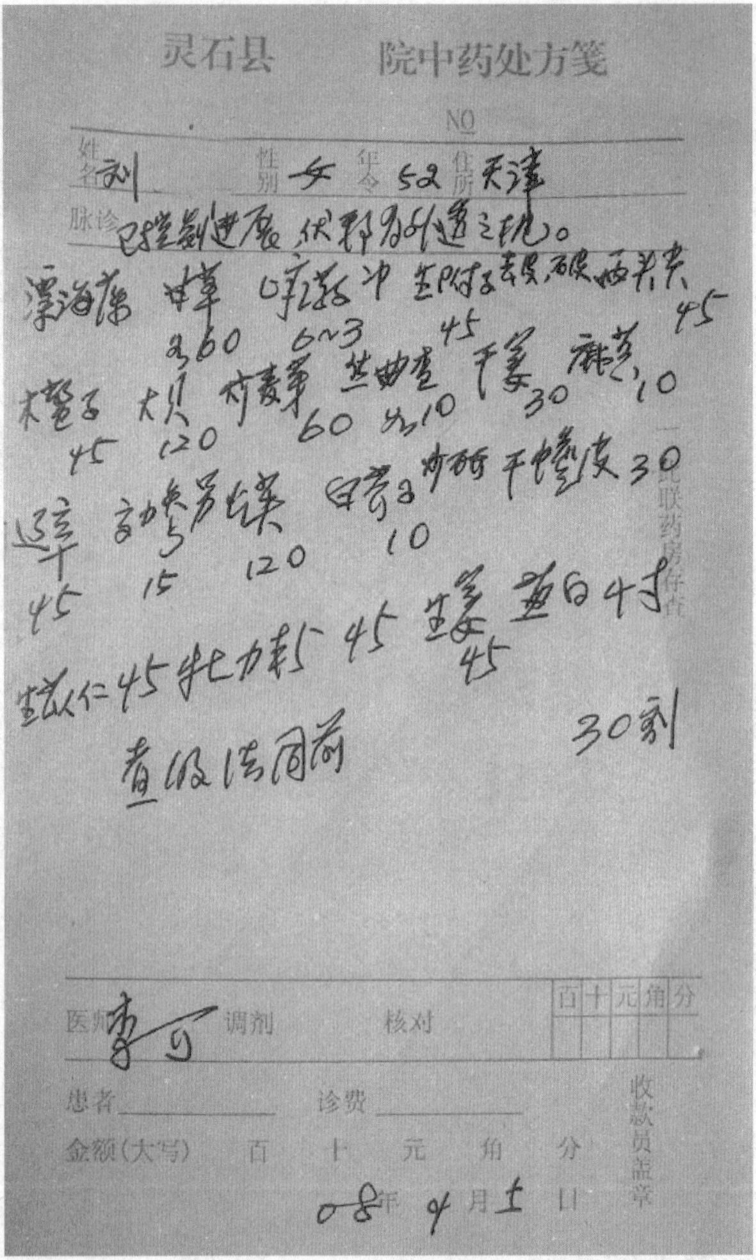
灵石县　　院中药处方笺

NO

姓名 刘　性别 女　年令 52　住所 天津

脉诊

30剂

医师　调剂　核对

百 十 元 角 分

患者　诊费

金额(大写)　百　十　元　角　分

年　月　日

此联药房存查

收款员盖章

2008 年 5 月，张涵记录并整理

木弱逢春，得天之助

原发性肝癌一例

——因其家人愚昧，几乎使病人不治。

几经反复，终于治愈。

韩某某，男，15岁，河南濮阳县人。

治疗时间：07年3月14日至07年7月29日。

这是07年春，我在恩师李可先生的指导下，治疗的一例危重病。

西医诊为：肝内多发实性占位，恶性。肝内胆管扩张，腹水，乙型肝炎，原发性肝癌，已无手术介入射频治疗指征。（07年4月11日）

06年12月于学校发病，阳黄，纳差，厌油腻，腹胀甚，经多家医院诊为：肝癌晚期，肝硬化腹水，已不予治疗，断言最多存活一月半，（其母有家庭乙肝病史）后多方求得恩师为一濮阳肝癌晚期患者治疗处方，照方服药14剂，其家人言有好转，其服用的恩师方如下：

麻黄5g，附子100g，辽细辛45g（后），吴茱萸45g，晒参30g，五灵脂30g，漂海藻45g，生甘草45g，生牡蛎30g，元参90g，大贝120g，生半夏60g，清全蝎12只，大蜈蚣12条，云苓45g，山萸肉60g，紫油桂10g，鲜生姜75g，大枣30枚。

07年3月14日，一诊：一身及目皆黄，色鲜明，精神可，舌紫而润。肚大青筋，高出胸际，双胁青筋缕缕贲张，触诊三脘坚硬如石，肝区有振水音，问知食纳尚好。小便深黄，大便调，睡眠可。切脉弦细而急无根。危!

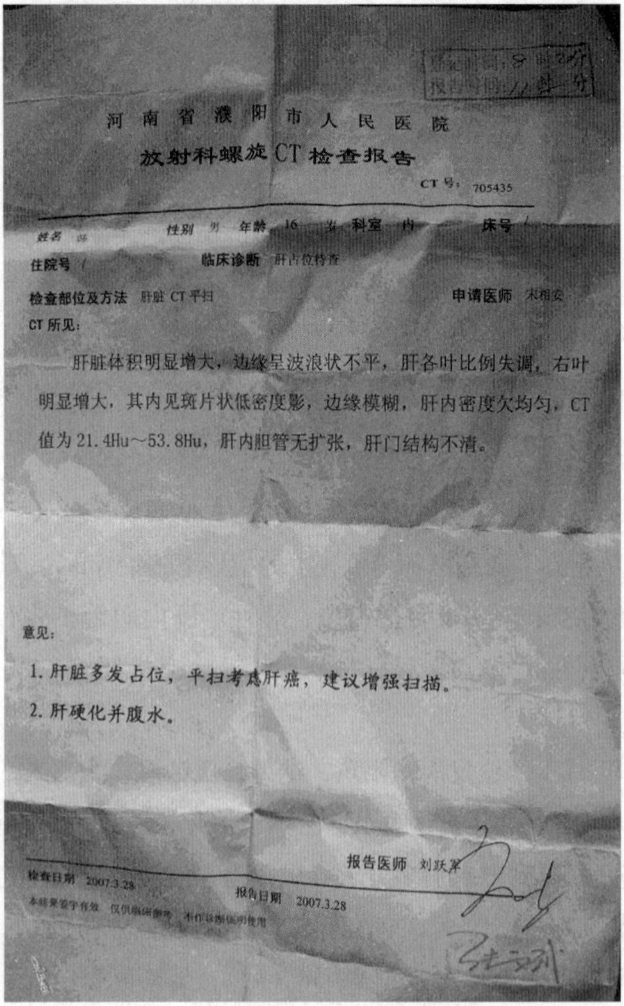
河南省濮阳市人民医院

放射科螺旋CT检查报告

CT号：705435

姓名 [illegible] 性别 男 年龄 16 岁 科室 内 床号 /

住院号 / 临床诊断 肝占位待查

检查部位及方法 肝脏CT平扫 申请医师 [illegible]

CT所见：

肝脏体积明显增大，边缘呈波浪状不平，肝各叶比例失调，右叶明显增大，其内见斑片状低密度影，边缘模糊，肝内密度欠均匀，CT值为21.4Hu～53.8Hu，肝内胆管无扩张，肝门结构不清。

意见：

1. 肝脏多发占位，平扫考虑肝癌，建议增强扫描。
2. 肝硬化并腹水。

报告医师 刘跃军

检查日期 2007.3.28 报告日期 2007.3.28

本结果签字有效 仅供临床参考 不作诊断证明使用

抄方心得

此病人先后二天未至全败，况年幼生机正旺，未必不救。见肝之病知先实脾，应用附桂理中，邪实应用恩师所创攻癌夺命汤合茵陈白术汤，但其家人对我并不信任，故守方调整。

高丽参易晒参15g，去生半夏用制附片90g，大贝90g，元参60g，加水3000ml，文火煮2小时，取500ml，入参汁，日分3次服。10剂。

另日煮食鲜茵陈100g，代茶饮，以观后效。

服药期间日通电话1次，无异常。至3月23日，告知昨晚腹泻3次，其家人惊慌。此大邪方撼，良兆也。嘱加党参90g，白术45g，干姜45g。

电话中得知其未遵嘱日服1剂，因惧腹泻而减药量，虽解释再三终究服药不如方法，病人家属之不信任也可理解。

07年3月28日，二诊：一身及目皆黄，色鲜明，精神可，腹胀略松，肝区振水音消失。舌淡红齿痕，舌尖赤，苔薄白。脉弦细较前略有力，重取甚弱，小便深黄，大便溏，日夜5~6次。

处方：麻黄5g，制附片90g，白术90g，干姜90g，党参90g，紫油桂10g（后15分钟下），高丽参30g（另），炙甘草60g，漂海藻45g，生甘草45g，云苓45g，五灵脂30g，茵陈45g，辽细辛45g（后15分钟下），牡蛎30g，元参60g，大贝90g，大蜈蚣12条，清全蝎12只，山萸肉60g，生姜75g（切），大枣30枚，加水3000ml，文火煮2小时，取500ml，入参汁，日分3次服。10剂。

抄方心得

07年4月8日，服至3剂时大便带紫血，其家人惊慌，我以为此乃瘀血得下，无妨。

其父又电话联系我师父，我禀告于恩师：病人服药后肝部振水音消失，双胁渐软。恩师言："即取效不宜反复奔波。"

至07年4月8日，共服方18剂，病人家属电话告知：阳黄如前，食纳精神均可，双胁已软，脐上三指变软，病人家属已确信服药得效。但其父仍寄希望于前几家医院误诊，认为如果是癌症不会这么快见效，要去北京求医确诊。

07年4月11日，北京某医院检查结果："肝内多发实性占位，恶性，肝内胆管扩张，腹水，乙型肝炎，原发性肝癌，已无手术介入射频治疗指征。"

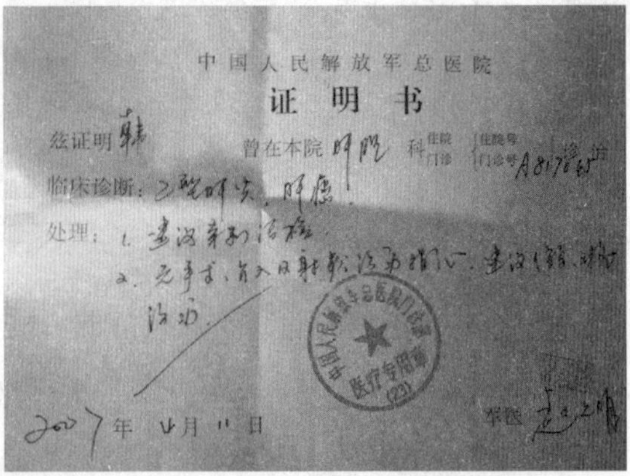

中国人民解放军总医院

证 明 书

兹证明　　曾在本院　　科 住院/门诊 住院号/门诊号　　诊治

临床诊断：

处理：

2007年4月11日　　军医

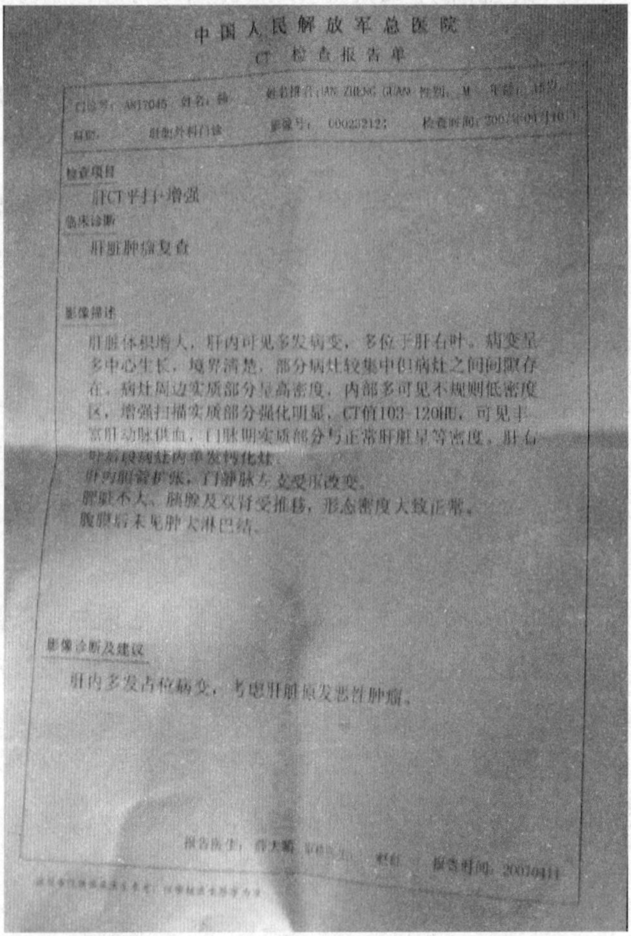

中国人民解放军总医院

CT 检查报告单

门诊号：A817045　姓名：韩　姓名拼音：HAN ZHENG GUAN　性别：M　年龄：

病区：肝胆外科门诊　影像号：00023212　检查时间：2007-04-10

检查项目

肝CT平扫+增强

临床诊断

肝脏肿瘤复查

影像描述

肝脏体积增大，肝内可见多发病变，多位于肝右叶。病变呈多中心生长，境界清楚，部分病灶较集中但病灶之间间隙存在，病灶周边实质部分呈高密度，内部多可见不规则低密度区，增强扫描实质部分强化明显，CT值103-120HU，可见丰富肝动脉供血，门脉期实质部分与正常肝脏呈等密度，肝右叶后段病灶内单发钙化灶。

肝内胆管扩张，门静脉左支受压改变。

脾脏不大，胰腺及双肾受推移，形态密度大致正常。

腹膜后未见肿大淋巴结。

影像诊断及建议

肝内多发占位病变，考虑肝脏原发恶性肿瘤。

报告医生：　　报告时间：20070411

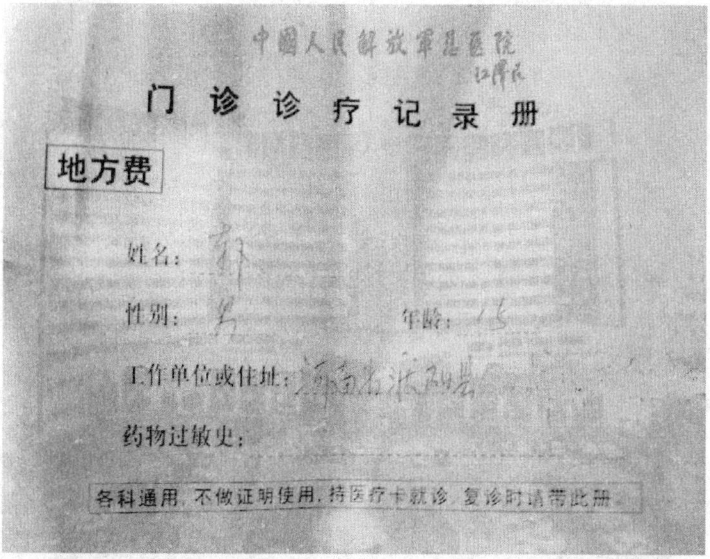

中国人民解放军总医院

门诊诊疗记录册

地方费

姓名:

性别:　　　　年龄:

工作单位或住址:

药物过敏史:

各科通用,不做证明使用,持医疗卡就诊,复诊时请带此册

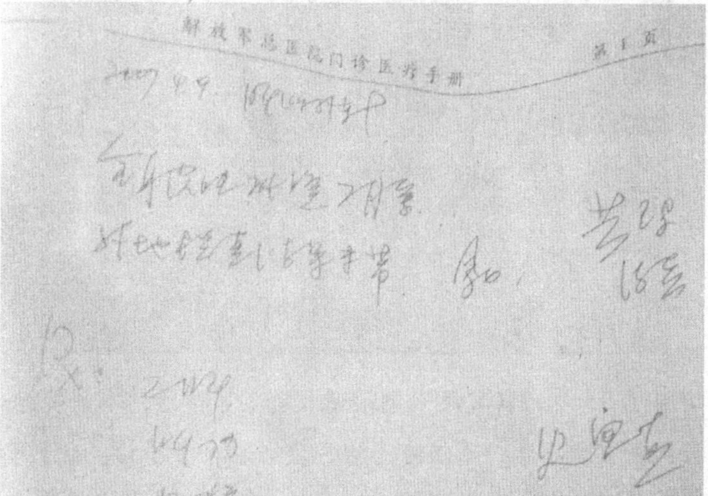

解放军总医院门诊医疗手册

病人家属听某专家之言,觉中西医均无治愈之可能,随即对中医治疗顿失信心,为遂病人之心愿,让病人任意吃西瓜与冰块!此时尚是春寒时节,寒凉伤阳,致腹痛不可忍,便找诊所输液止痛。当其决定放弃为病人治疗,坐而待毙,其家属心里之痛苦是可想而知的,但连起码的养生知识都没有,却又是何等的悲哀。

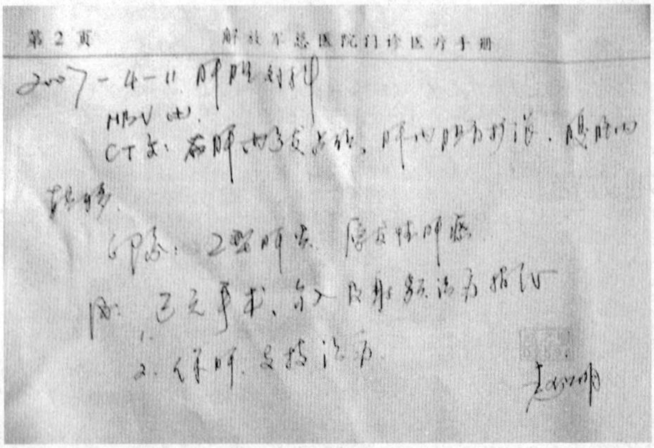
第2页　解放军总医院门诊医疗手册

2007-4-11

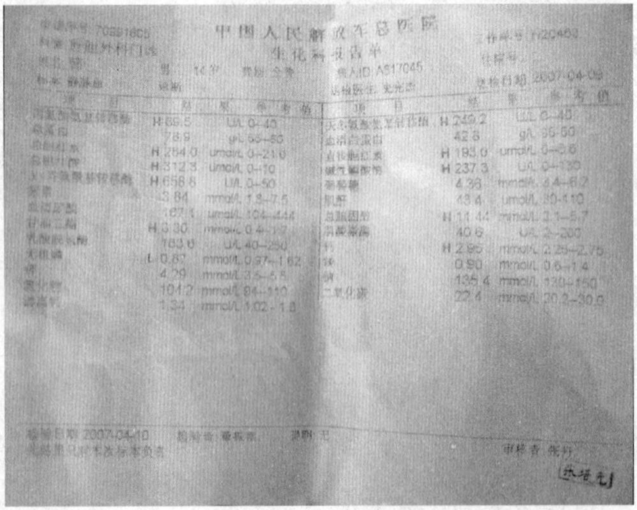
申请单号 70891605　中国人民解放军总医院　工作单号 H20453

科室 肝胆外科门诊　生化科报告单　住院号

[illegible]　男　14岁　费别 全费　病人ID A517045

标本 静脉血　诊断　送检医生 [illegible]　送检日期 2007-04-09

项目	结果	参考值	项目	结果	参考值
丙氨酸氨基转移酶	H 65.5	U/L 0–40	天冬氨酸氨基转移酶	H 249.2	U/L 0–40
总蛋白	78.9	g/L 55–80	血清白蛋白	42.8	g/L 35–50
总胆红素	H 254.0	umol/L 0–21.0	直接胆红素	H 193.0	umol/L 0–6.8
总胆汁酸	H 312.3	umol/L 0–10	碱性磷酸酶	H 237.3	U/L 0–130
γ-谷氨酰基转移酶	H 658.8	U/L 0–50	葡萄糖	4.36	mmol/L 4.4–6.2
尿素	3.84	mmol/L 1.8–7.5	肌酐	43.4	umol/L 30–110
血尿酸	167.1	umol/L 104–444	总胆固醇	H 11.44	mmol/L 3.1–5.7
甘油三酯	H 3.30	mmol/L 0.4–1.7	肌酸激酶	40.6	U/L 2–200
乳酸脱氢酶	183.0	U/L 40–250	钙	H 2.95	mmol/L 2.25–2.75
无机磷	L 0.87	mmol/L 0.97–1.62	镁	0.90	mmol/L 0.6–1.4
钾	4.29	mmol/L 3.5–5.5	钠	135.4	mmol/L 130–150
氯化物	101.2	mmol/L 94–110	二氧化碳	22.4	mmol/L 20.2–30.0
[illegible]	1.34	mmol/L 1.02–1.8			

检验日期 2007-04-10　检验者 [illegible]　核对 [illegible]

审核者 [illegible]

07年4月13日，其父又来电话邀我赴其家诊治，本欲婉辞。

古云：病有六不治，不信者不治，重财轻命者不治。《伤寒论》有言："服药不如方法，纵意违师，不须治之。"此患者家属兼有之，医者时觉掣肘。先别论最后治疗结果如何，现阶段治疗之取效有目共睹，另外病人能千里之遥赴京而不累，体质之改善非中药之功而何？况千里不为远而数十里却不能到？其本身就缺乏求医之虔诚，缺乏对中医之信心！难怪有钱花费千元做西医检查而无数十元服中药，似此等病人，治耶不治耶？

踟蹰再三，心终不忍，觉有一线希望也不该放弃，遂亲赴其家诊视。

07年4月13日，三诊：面黄色灰暗如蒙尘，白睛黄暗，神疲思卧，舌淡润。食纳差，二便调，肢冷如冰，脉微细按之如无，一线微阳戕伐殆尽！急以四逆法挽之，顾护先后二天，冀生于万一。

处方：制附子100g（日加10g至150g为度），干姜90g，炙甘草120g，红参30g（另），油桂10g（后10分钟下），党参90g，白术90g，云苓45g，生姜45g，大枣30枚，加水3000ml，文火煮2小时，取500ml，入参汁，日分3次服。

嘱其速去买药煎服，并禁食生冷，若食纳逐日渐增、精神转好就有希望。

服1剂后，电话告知，日腹泻5次，肛门痛，便带紫血。其家人认为食物的营养都流失了，遂自减服药次数，我告以寒邪得下，佳兆。虽解释再三，终不按法服药。

抄方心得

此病虽重，但服药见效甚快，如此寒凉伤阳竟能一剂取效，并非没有一点治愈的希望。

忆恩师教诲：“纯虚症之治：见黄即用茵陈蒿汤退黄、见瘀即逐瘀、见水即利水，均戕伤元阳，皆非其治。”

07年4月27日至5月2日，我赴灵石见恩师，以此案禀告，恩师支持我的医疗方案，并再三叮嘱我应尽力救治，莫计其他。

至07年5月8日，19天以来，制附子用量仍未按要求增至150g，精神食纳日渐好转，近日白天已不思睡，整天同伙伴玩耍而不觉累。

07年5月8日，再做西医检查：言肝功能有所恢复，仍腹水。嘱其来面诊，以调整处方，直到5月18日未知音讯。

07年5月21日，电话询问患者病情，得知正在按二诊方服药，情况如前，遂第二次亲赴病家诊视。

07年5月21日，四诊：一身及目皆黄，左白睛瘀血，精神食纳均可，二便调，大便日2~3次。腹较前胀大，但较前变软，脐上二指以下变软，足跗浮肿。舌淡红润、齿痕，苔薄白根黄腻。脉细而急、重取无力，尺沉弱，103次/分钟。其5月8日检查肝功能（谷丙转安酶由106降至96）。

抄方心得

询知其4月份服药期间至今从未曾中断吃西瓜，曾有吃西瓜致腹痛而输液史，其家人愚昧若此！令人惊讶！令人咋舌！

因正气较前已略有恢复，腹水较前多，但腹部变软，跗肿，故加五苓散。猪苓30g，泽泻30g，桂枝25g。麻黄增至10g，去消瘰丸。红参易高丽参30g，以节药费。

处方：麻黄10g，制附片150g（日加10g至200g），白术90g，干姜90g，党参90g，紫油桂10g（后15分钟下），红参30g（另炖），炙甘草120g，漂海藻45g，生甘草45g，云苓45g，五灵脂30g，茵陈90g，辽细辛45g（后15分钟下），大蜈蚣12条，清全蝎12只，山萸肉60g，猪苓30g，泽泻30g，桂枝25g，生姜75g（切），大枣30枚（擘），日1剂。

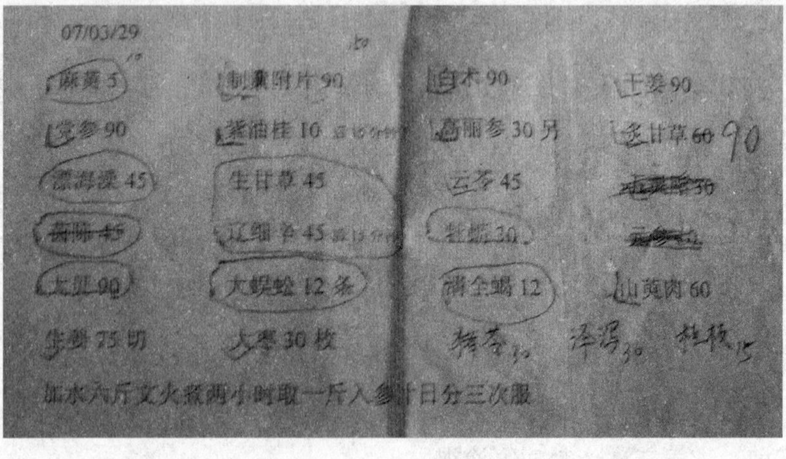

并告知其不可再吃西瓜等寒凉伤阳，此天然白虎汤也，一线残阳何堪戕伐！

07年5月27日，其父电告：服药当日，小便多，2日后脚肿胀消，服至今日，腹部略减，双胁有凹陷，大便日2次，不溏，食纳精神均可，言面有瘦感，此水消之故也。

抄方心得

先前有腹水而不用利水之药，皆因三脘如石，如寒冰凝结，故只取温化，不用利水，况其腹胀可忍受，并非当务之急。现寒冰已化为水，故使用五苓散，效如桴鼓。气化之神妙，于此可见一斑。此时附子量已加至160g，无不适感。嘱其守方服药，不可间断，勿食生冷。之后我去了山西灵石，继续跟随恩师学习。

07年7月5日，其父电告：患者浑身黄色已退尽，形容已正常，腹水消尽，腹部变软，青筋消失，唯上脘略有硬胀，食纳大增，二便调。前半月左右曾做螺旋CT检查：肝部光滑。血查肝功能降至接近正常值。（详细资料有待整理）

07年7月29日，我再次去诊视：面色红润，巩膜已无黄染，黄疸退尽，已无病容，明显变胖，与前判若两人。腹水消失，腹部平软，与常人无异。其家人喜悦之情溢于言表，言能骑自行车载奶奶去赶集。

抄方心得

此病之所以能治愈，乃少年生机正旺，如春天生机盎然，服药见效较快。肝病逢春天木旺之时，得天时之助，胃气未致败亡，服药即能取效。

恩师的教诲时刻不敢忘："遇危重症，要一心赴救，莫计个人得失。""行止无愧于心，毁誉听之于人，得失安之于数。"之所以不肯袖手，只求无愧于心。

要敢于治疗危重病，一些西医断为绝症的病也要敢于治疗，不能顾虑治不好会丢面子，或怕惹麻烦而不施以援手，只要认为有一线希望的，不要轻言放弃，医术要求精，不要在自己手中有枉死的病人，尽力而为之，相信大多数患者家属是通达情理的。

重症之可医者，实命犹未尽，根本未绝。譬犹禾之枯萎者，润之以水，培之以土，而生机再现者，根本未坏也。然无水土之助缘，禾即早夭矣！医所为者，助水土之善缘也，医道其重乎，其不重乎！

治重症之无功者，实两本败坏，卢扁难为也。先贤曾言："能使生者起，不能使死者生。"譬如枯禾之根本朽者，纵润之以甘露，培之以沃土，其可生乎？纵事倍终无功也。

正如恩师言："治病的方法虽多，目的只是帮助病人启动自身的修复机能，恢复其升降出入之神机，使其自身的圆运动恢复。"

2008年3月7日，张涵记录并整理

附 篇

盲目扶阳的几个病例及我对用药量一点体会

——第二届李可学术思想论坛发言稿

一、盲目扶阳的几个病例

病例 1.（2009 年春）

孙某某，女，76 岁，北京人。

2007 头晕，自己执意要打吊针，药如“曲克芦丁”等疏通类药，第 4 天，人即不起，全身大汗，北京某医院开中药无效，又买诸多中成药“虚汗停”，汗不敛，整个夏天头、双臂天天昼夜大汗，直到秋天天凉大汗才敛住，从此即有出汗的毛病。

以后又多次出汗，用张锡纯氏“来复汤”2～3 付，均成功敛汗。

今春（09 年）夏季节交替，忽又大汗，又用“来复汤”3～4 付，不效，很焦急。其女短信求助于我，嘱用恩师所创破格救心汤中剂，很快汗止。

后又反复，与我商议用破格救心汤，汗又止，接着连服十多剂。(其女极孝，为医母之病，自学中医有日，亲尝针灸按摩，自学中医理法方药）后患者又出汗，再服破格救心汤，并自己不断加大附子量至近 100g，又大汗出不止。

2009 年 5 月 18 日又短信求助。问我为何附子已用近 100g，反大汗出且舌赤少津？回方为：山萸肉 90g，生龙牡 30g，白芍 30g，五味子 30g，炙甘草 60g，麦冬 15g，附子 30g，高丽参 30g，熟地 30g，2 剂汗止。

后又外感，咳，处方加竹叶、百合、五味子，2 剂愈。

09年8月14日经过北京面诊：卧床3年，肢体僵硬不能动。此多汗乃属中气虚极欲散。

为处调理中焦、补益中气之剂。服后食纳日渐好，汗敛，精力好转，近觉体重有些增加。

病例2.（07年秋至09年春）

女，49岁，自身业中医。病产后风寒湿痹，畏寒无汗，纳呆。

初服温阳发散剂好转，后加大附子量，常用200g，甚至500g以上，又用川乌温通。始效佳，继续加大剂量，服至数月，效渐渐不明显，便又加大其剂量。

服及年余，多汗，停药则畏寒反甚，神疲乏力，纳呆，小便不利，时淋。服小剂量四君子汤（各5g）亦大汗出，诸药不能受。

病例3.（08年夏）

女，45岁，山西人，其夫业余爱好中医，为她处四逆汤常服。又值外感，处麻附细汤，初好转，连服一个月之久，忽大汗不止，昏厥，送医院急救。

病例4.（09年9月）

许某，男，40岁，业余爱好中医。

09年8月底，外感咳，初服小青龙汤得效，遂断为阳虚，用大剂四逆汤：附子60g，干姜45g，炙草60g，1剂后右目白睛出血，肿痛。电话对我描述：形如聊斋中之人物。

建议麦冬汤加减，同时用黄连上清丸，尚不得愈。

病例5.（08年秋至09年夏）

李某某，女，42岁，风心病球囊扩张术后。

服温阳中药4个月，附子常至200g以上，及用生附子几十克，致漏汗如浴，出汗畏寒甚，夏着棉衣，日换数次皆如水洗。

辗转各地治疗，或针或灸不效，从北京来濮阳求治，路途上虚弱甚，几不能到。为治疗十数日，渐汗止，畏寒去。

极寒忌温，如冻死之人，不能烤火，宜以雪搓之，冰结甚者反忌附子干姜，如坚冰速化则水泛滥成灾。有一患者，自幼嗜冰，胸淋巴瘤包裹心肺，服四逆反胸水泛滥成灾，胸憋身肿胀甚。又一井冈山肺癌病人，用补中益气亦喘加重，因其常用寒凉之剂使冰结不能融化，病情发展反而较慢，若用温阳之法症状反加重。

崇阳而不贱阴，阳在阴之内，不在阴之对。阴平阳秘，精神乃治。

温阳之途有内外，其外者如燃薪取暖，火熄则更冷。其内者如暖啜热粥，遍体生暖。外者用大热之药如附子有温阳之效，在于启动自身化生阳气之机能，而不能越俎代庖。

饮食入胃肠化生丙火，乃自身所生之阳气，温煦周身经脉，化收而为相火，此方为温阳之正途，才能生生而不息，日用而不竭。

每见恩师李可先生临危重症用大剂量附子，效如沃汤泼雪，有起死回生之效。我辈后学若不加变通，视非常之法为常法，由久远以来视附子如鸩毒，矫枉过正，以致滥用乌附，于小疾轻症亦必求其瞑眩，则失之于中和，为祸不小，很有可能从一个极端走向另一个极端。

病即是阴阳五行偏于盛衰、生克失序的不和状态。病生于外者，因失和于天地四时之序，病生于内者，缘失和于七情之节。

故治病之旨是和，校其偏，使归于正，使回归于天地阴阳之正道，顺应天地运行之规律，内平七情，五脏安和，元真通畅。

治病的方法有二：缓则治本，用王道之法，扶正祛邪，“正复邪自去”，乃长久之法也，久用之而无弊。其二急则治标，用霸道之法，“邪去正自复”，危乱之时，行霸道以拨乱反正，用虎狼之药以遏邪势之鸱张，然可暂用而不可久也。

师父教诲：“运用前人验方，不可信手拈来，见病即投。”古中医学本于《内经》《伤寒论》，《伤寒论》一百一十三方乃众方之祖，其组方之精妙如出神工，仲圣以此示人组方之规矩，示后学举一反三之范例，仲圣之方亦不可套用，所谓不能“执方欲加”。“读方三年，无病不治，治病三年无方可用”。彭子益前辈明训：“凡遣方用药必凭指下脉象，心中不可有任何先入为主之见”，实属确论。

二、我对用药量的一点体会

药轻病重则贻误战机，药重病轻则矫枉过正，因地制宜，法无定法，以灵活圆融变通为妙，故曰“兵者以正合，以奇胜”，以正合者，陈以重兵；以奇胜者，巧以轻剂。

我的体会：轻病用轻量，重病用重剂，上焦用轻量，中焦用中量，下焦用重量。师父曾教导：“下焦如衡，非重不行。”

以正合者：重病及陈年痼疾，窠臼坚固，宜以重剂久攻，虫蚊搜剔，如王翦破楚，知非六十万不克。

以奇胜者：有上焦病用重剂者，正气尚足，外邪初入，乘其立足未稳，速退敌于城下，“军半渡可击也”，有体弱者，不堪重剂，少火生气之法也，虽下焦病亦用轻剂。

张涵 09 年 5 月　　济南